复旦大学
人类学民族学所
IAES-FDU

复旦人类学评论

FUDAN
ANTHROPOLOGICAL REVIEW

—试刊号贰—

日常生活与医学人类学

华东师范大学出版社

图书在版编目（CIP）数据

日常生活与医学人类学 / 潘天舒主编.
— 上海：华东师范大学出版社，2015.5
（复旦人类学评论）
ISBN 978-7-5675-3569-5

Ⅰ.①日… Ⅱ.①潘… Ⅲ.①医学人类学 Ⅳ.① R31

中国版本图书馆 CIP 数据核字（2015）第 104517 号

本书由复旦大学社会发展与公共政策学院发展基金资助

复旦人类学评论

日常生活与医学人类学

主　　编　潘天舒
责任编辑　顾晓清
审读编辑　赵万芬
特约校对　周爱慧　时东明
封面设计　朱静蔚　郑絮文

出版发行　华东师范大学出版社
社　　址　上海市中山北路 3663 号　邮编　200062
网　　址　www.ecnupress.com.cn
客服电话　021-62865537
网　　店　http://hdsdcbs.tmall.com/

印 刷 者　江苏扬中印刷有限公司
开　　本　787×1092　16 开
印　　张　13.75
字　　数　172 千字
版　　次　2023 年 4 月第 2 版
印　　次　2023 年 4 月第 1 次
书　　号　ISBN 978-7-5675-3569-5
定　　价　55.00 元

出 版 人　王　焰

（如发现本版图书有印订质量问题，请寄回本社市场部调换或电话 021—62865537 联系）

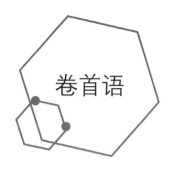

卷首语

医学人类学与日常生活
（代序）

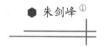 朱剑峰 ①

医学人类学是一门既古老又年轻的人类学分支学科。在西方学术体系中，人类学共有四大分支学科：考古学、体质（生物）人类学、语言人类学以及社会文化人类学。而医学人类学是 20 世纪 50 年代初刚刚兴起的一个融应用和学术研究为一身的新成员。此时的医学人类学者集中在公共卫生领域，主要是和国际健康领域的专家合作援助非洲、拉丁美洲等欠发达地区，帮助完善其医疗体制，控制传染性疾病的扩散。70 年代，医学人类学进一步发展，

---

① 朱剑峰，复旦大学人类学民族学研究所教授，复旦－哈佛医学人类学合作研究中心副主任。

占据了人类学领域的中心地位，其研究偏重于对亚洲医学体系的探索，而人类学家青睐于比较的田野方法，其理论基础主要集中在解释人类学、现象学和象征人类学；80年代，越来越多的医学人类学家开始在现代医疗机构里从事田野调查，医学人类学的队伍日益壮大，研究视野也逐渐拓宽，美国医学人类学研究会成立，此时医学人类学理论的探讨就融入了多个流派：批判理论、后结构主义理论、性别研究等等，医学人类学家开始积极参与到对与医疗平等与贫困关系的讨论中；90年代，医学人类学和STS（科学、技术与社会）的互动增强，医学人类学者开始对尖端的医疗技术产生兴趣，比如基因工程、制药业等等。而后，这些学者异军突起，成为当今医学人类学研究领域的弄潮儿。医学人类学界从不缺乏积极投身于一线的社会活动家，他们身兼两职，既从事医疗工作，救死扶伤，又深深地意识到疾病的社会根源，著书立说。

国外的医学人类学流派众多，上至"人类基因组计划"，下至小学生物学的课程设置，都有相关的人类学家主持参与。医学人类学者不仅从事学术研究，还积极从事与身体健康有关的各项社会活动，并时常为知名报纸健康、科技、科学、文化等专栏撰稿。很多人的研究理论虽深奥，但绝不乏幽默鲜活的生活气息，更重要的是他们对当代人类生命质量的由衷关怀和对不同文化的人文尊重，这些都是人类学学科训练出的素质。而有些学生、学者对人类学的理解还仅仅局限于"民族学"和"体质人类学"的框架内。尽管民族医学的研究是医学人类学的重要分支之一，但是笔者从业以来，发现很多人只要谈及"文化"就局限在所谓"传统文化"的论述中，强化传统与现代的区别。有趣的是，中医等民族医学纷纷申请并被列为"非物质文化遗产"，尽管其结果具有现实的政治经济意义，但被我们忽视的恰恰是被传统所掩盖的现代医学文化。西医抑或生物医学长期以来被奉为神圣的"科学领域"。它所呈现的，是不夹杂丝毫"主观"文化色彩的所谓纯客观规律。正是这种去文化的神圣感，使很多人文学者在医学、医生面前自惭形秽，失去了批判精神。而现代医学人类学的发展却为我们展现了西医的"文化性"和"地方性"，让我们得以深入了解生物医学所处的社会背景。它和众多民族医学一样也是一种地方性知识、一种文化。和其他医学体系一样，它有自己生根发芽成长的土壤，我们要学会用人文的眼光理解它、批判它和欣赏它。希望通过对该学科与日常生活关系的论述，比如对流行文化中医学问题的展示、日常养生等问题的探讨，让人们意识到该学科的现代生机，吸引更多的人从事这一领域的工作。医学人类学的研究涉及个人生活的方方面面：生（如现代生殖技术的应用）、老（如认知症的护理）、病（如过度医疗化的副作用）、死（如器官移植和脑死亡的文化接受）等等。下面，笔者就以自己对平时生活的观察为例，对当下流行文化和日常生活中所映射出的医学人类学问题进行一个简要的分析，以帮助读者领略当代医学人类学的魅力。

生

再生产文化在不同社会背景中具有不同的表现形态，而人类学家将"再生产"（reproduction）作为重要的分析工具来深入探讨由此反映出来的相关性别、权力和性等文化现象背后的政治理论。在人类学常人视角的影响下，民族志研究通常倾向于通过聆听女性的声音、记录女性的生育等亲身体验、挖掘本土知识/信仰体系中有关生殖健康的信息，来比较不同文化中对某些重要的生殖理念的不同认知以及因此而引发的不同生育实践，比如流产与人权、母体与胎儿的关系等。而在医学人类学领域，以埃米莉·马丁（Emily

Martin，1987）为代表的象征主义人类学对生物医学知识体系中的女性生殖系统描述采用比喻的诠释来探讨科学生育的文化含义（比如"射精"一词的隐喻即男性的攻击性，但其主动性往往为我们所忽视。我们对这些沉睡的隐喻早已习以为常，而不加深究），进而揭示医学知识本身的政治性和社会性。当然，对于医学人类学家来讲，文化解释不仅仅包括成文的符号解读，他们还特别关注在现代生物医学的渗入过程中不同国家和地区女性和男性对各种生殖技术采用、接受和抗拒的现状及其引发的各种复杂的社会问题。在雷纳·拉普（Rayna Rapp，1999）对美国女性羊水穿刺检验的民族志研究的启发下，2003 年笔者开始自己的博士论文田野研究，发现在我国优生优育政策的引导下，城市中的育龄女性都必须面对围产保健体系中的许多身体检查，而孕期女性和医生对各项检查有着不同的解释和实践。笔者在论文中专章记录了围绕母血筛查发生的很多故事。筛查和诊断性的检查最本质的不同在于，前者无法给出明确的诊断结果，只是给出风险存在的可能性，而由于医患沟通的种种误区，致使很多准妈妈在做该项筛查前后都陷入了莫名的紧张和无限的烦恼之中。孕育生命的过程在围产保健带来的新生育技术的介入下，显得尤为复杂。本来是"自然"的生理过程，一下子变得如此"不自然"，而伴随这一"自然 / 不自然"孕程产生的是新一代母亲，她们一方面经历着"痛并快乐着"的过程，一方面也逐步成长为一个不同于以前的主体（所谓 becoming a mother）。

养生与衰老

"城市，让生活更美好"——2010 年世博会的宣传语引发了当代中国的都市人对美好生活、生命质量和城市未来的深思。都市，不仅代表着现代文明，也存在现代化的种种弊病：环境污染和工作、生活压力，而后者直接危害到个体的身心健康，使人们对都市人未来的生命质量产生忧虑。随之而起的，是都市人应对健康危机的种种养生运动，它们涉及日常生活的方方面面，不仅涵盖了一般意义上的体育锻炼，还包括饮食、全身保养、理疗服务甚至是宗教意义上的修身养性。这些运动在多大程度上缓解了危机？这些运动的参与各方，即个人、社会组织、医疗机构、政府机构的关系如何，又是怎样协调运作的？这些融于日常生活的健康运动是否改变了人们对自己身体、社会以及其关系的传统解读，又是否形成了适应当代都市的新的自我主体意识？对将来的医疗实践和社会管理会产生什么样的挑战？

养生，在医学人类学的研究中被列为替补医学（alternative medicine）形式的一种，隶属于传统中医实践，而与主流医学（biomedicine）相对立。近年来，跟中国养生直接相关的医学人类学论著集中在美国医学人类学家冯珠娣（Judith Farquhar）所从事的中国药膳（2002）和晨练（2005）项目中。她的研究着眼于北京市民，尤其是对中老年人的养生活动和观念进行了深入调研，开启了北美医学人类学界对中国养生理念和实践研究的先河，并且进一步深化了中国社会转型过程中人们主体性形成和转变的学术讨论与研究。但是此类研究对象主要集中在中老年群体，其养生活动也多是退休后的晨练生活，这种视角的选择体现了西方人类学家对主流医学的批判和对替补医学的不懈追寻。但是这种视野存在其显而易见的局限性。"养生"是人们生活的一种状态和方式，它不应该专属于老年群体。另外，在中国，从西方引进的"健身运动"和"美体运动"事实上在经过本土化之后，都被纳入了"养生"这一范围。

笔者在过去的几年间试图将"养生"的研究扩大到都市中正在承受极大

生活、工作、精神压力的青年群体中，从而为解决都市人的整体的身心健康问题提供更加全面翔实的田野材料。同时，也进一步解析"养生"概念于当代全球化背景下在都市青年群体中的演变及其影响下的人们行为模式的变迁和相关主体意识的形成过程。作为中国传统医学象征符号的"养生"实践并非一成不变——在普通人日常实践的层面上，"养生"本身就是开放的、多样的和流动的。笔者通过初期的调研注意到，在城市中存在着大量非正式医疗机构提供的"养生"服务，比如中医按摩、足疗以及民间修行者开设的有关养生的讲坛。这部分"养生"实践作为一种消费方式已经无所不在地成为白领阶层"健康生活"不可或缺的组成部分。这种商业化了的"传统养生"方式和"健康"主体意识的形成到底有着什么样的关系——这一问题贯穿于笔者数年的田野实践中。在"健康"迅速成为"消费对象"的今天，"养生"本身也经历着迅速商业化的过程。但是在某种程度上，"消费"的价值观念和文化含义与"养生"的传统理念时常相背离（比如"见素抱朴""少私寡欲""无为而治"等等）。笔者也看到在这些矛盾的背后产生的复杂的主体意识，以及相应的"身体实践"和"身体政治"。

身体、健康，不仅仅是从生物医学层面上对生命体的概念性界定，也不仅仅是个人对自己身体状况和能力的自我评定和认知，它涵盖了生物医学、个体心理以及社会文化的多重角度对生命的理解。美国国家老年机构社会老年学（social gerontology at the National Institute on Aging）通过二十多年的研究提出三个有关衰老的命题：（1）衰老是一种社会、行为和生物因素交织在一起的复杂过程，并非一成不变；（2）衰老和文化、社会经济及人口结构等因素的影响是相互的，在不同历史时期有不同的表现；（3）衰老贯穿于生命的整个过程之中。（Ory，1995）这种对衰老"过程式"（processional）的诠释将针对中老年的健康保健问题扩展至个体的整个生命过程中，对健康和疾病的探讨深入至社会的经济、文化、科技等诸多领域，从而把衰老从狭隘的年龄和疾病定义中解放出来，为"老年"疾病的防治和控制在认识论的层面上打下了基础。在这一认识论基础之上，医学人类学家开展了一系列有关"衰老"（aging）课题的研究，如劳伦斯·科恩（Lawrence Cohen，2000；其对印度认知症的研究，参见 *No Aging in India*）发现健康的定义本身就具有地方文化的特征，并不是每个社会对衰老都有消极评价的，比如记忆的丧失在印度教信奉者看来就不是件坏事，而是一种超脱凡世的表现。当然，对"衰老"的解读也不应该局限在对概念的文本分析，更应该着眼于人本身的相关社会实践活动，而工作恰恰是诸多实践的关键一环。笔者认为不同的劳动场合、工作环境甚至企业文化对个体的衰老过程都有着重要的影响，既包括从心理、生理上加速或延缓衰老，也包括对养老的需求和预期。但是目前中外人类学界、学术界对衰老的研究还是集中在对"养老"和认知症、中风引起的老年慢性病、老年孤独等心理"疾病"和死亡的研究上。笔者认为，这种研究虽然在很大程度上丰富和加深了我们对衰老的认知，可是并未跳出自身批判的潜在前提，即认为老年是一种不正常的病理状态并已经丧失了劳动能力。笔者认为，要想摆脱这种束缚，应当把衰老的话题在工作阶段，即在人还有工作能力的时候就加以考虑。这涉及对"衰老"的认知，如个体所处的工作环境、衰老的构建等新论题，从而将工作单位纳入社会养老保障体系之中，使其在不增加运营成本的情况下对社会养老问题起到积极的作用，为员工创造良好的微观文化环境，使他们顺利过渡到"老年阶段"。

病与死

《姐姐的守护者》这部 2009 年根据同名小说改编的美国电影描述了身患白血病的凯特和她一家人的悲欢离合的故事，其主要情节是凯特的妹妹安娜为追求医疗解放（medical emancipation）而发起了一场民事诉讼。安娜是父母通过基因技术"制造"出的与凯特基因完美配型的小女儿。正如片头妹妹自白所述，她从出生就是被"设计出品"（engineered）的，她生命存在的目的和价值似乎仅仅是为了捐献肾脏，拯救姐姐。十一年来，安娜源源不断地将自己的脐带血、白血球、肝细胞、骨髓提供给自己的同胞姐姐凯特。但是面对情况日益恶化的凯特，全家人开始对母亲孤注一掷的拯救行动产生了质疑，由此爆发矛盾。当母亲再一次要求安娜为姐姐捐出自己的一个肾脏的时候，安娜出乎意料地提起了诉讼，要求取回对自己身体的"决定权"。她找到律师并把母亲告上法庭，要捍卫自己对自己身体的所有权和支配权。影片最后展示了安娜的诉讼决定是迫于凯特的请求做出的。影片中所涉及的医学伦理问题发人深省：基因工程"造人"计划的合理合法性、器官移植中不同个体生命的平等性、对癌症患者的终极关怀、终止生命的权力等等。但是对于人类学家而言，更多看到的是在西方文化，特别是生物医学中，人们对"身体"的理解。这一点集中体现在凯特对自己身体权力的诉讼中，从律师的讼词和她自己的陈述我们听到"医疗解放"，即未成年人对自己的身体拥有支配权，而不受父母的限制。随着现代医疗科技的迅猛发展，人类对自身的了解增加，各种与身体相关的问题也日益显现："我和我的身体到底是什么样的关系？""我拥有我的身体吗？""我对我的身体有什么样的权力？""我就是我的身体？"影片中妹妹安娜的诉讼举动以及最终裁定结果说明了美国的主流文化认为身体可以作为一种客体而存在，"我"对自己的身体拥有法律上的权力。这种

"意识"和"身体"、"主观"和"客观"的分离继承了西方的笛卡尔哲学传统。笔者在 2005 年对中国女性和美国女性生育文化差异的研究也清晰地展示了这种对"身体"的理解。美国女性在中国医院生产时，最不满意的地方是自己对身体的"失控"："医生从不告诉我到底发生了什么，我彻底对自己的身体失去了控制，他们做什么也不告诉我。"而中国女性的陈述中却鲜有如是论调。中国女性更多的是对"医生和护士的态度"的抱怨，而从不提及"对自己身体的控制"。身体作为客体被拥有、支配、买卖，方便了生物医学中技术的发展，比如器官移植手术；与此同时，生物医学知识和科技的发展，又强化了人们对自己的身体作为客体的理解。这种文化的解释借助于"科学"的力量将逐步深入我们的日常生活，塑造我们习以为常的"社会现实"。更重要的是它们成为国家权力控制的意识基础，标示着身体政治时代的到来。身体政治的出现，一方面在国家层面上更加注重对人口整体的把握和控制，另一方面个体对自己的身体健康极度关注，时时生活在健康/不健康、正常/非正常的张力中。总而言之，对身体的控制也包括对自己生命的掌控。影片中，凯特最终按照自己的意志选择了放弃治疗，结束生命。她平静地离开了，其他人的生活还继续着，只是在每年凯特离去的那一天，一家人在美丽的蒙塔纳湖边寄托着哀思。我们在感叹生命脆弱的同时，也不禁暗暗赞同凯特的选择。在这一点上，凯特和安娜有着共同之处，都在追求着对自己身体和生命控制的自由。

　　电影中涉及的第二个人类学问题就是有关病痛体验的陈述，正如凯博文（Arthur Kleinman，1988）在其著作《疾痛的故事》（The illness narratives）中指出的"疾痛"（illness）和"疾病"（disease）的区别，影片用很大篇幅展示了白血病患者凯特在生命的最后阶段对自己生活的回忆和对死亡的理解。

"疾病"是生物医学界对不正常的生理现象的命名，而"疾痛"概念代表的则是病人及其家属等广泛社会关系网络中的人员随时都要直面病症及其带来的不便。这种概念区分的意义之一在于将处于生物医学系统中的病人从"物化"（objectified）的客体状态下解放出来，使其声音得到重视并获得治疗的价值。书中的"疾痛"主要集中于患有慢性病的病人。与其他疾病不同，慢性病患者很难被治愈，而必须和疾病长期共存。因此，对疾痛的文化解读便显得至关重要。对意义的追求，是解释医学人类学的核心。该理论流派承袭了20世纪六七十年代美国人类学界语义符号象征分析的传统，对"病症的意义"（meaning of symptoms）进行探讨，同时也是多年来医学人类学家对不同文化的医疗体系进行的民族志田野研究的继续。医学人类学家深信由于疾痛的意义产生于各种社会关系的相互交换中，对意义的研究必将同时帮助到患者、家属和医护人员，以增强医疗的效果。而对"意义"的排斥，是生物医学界的极端物质和机械化所致。

最后，影片通过凯特母亲莎拉的种种言行淋漓尽致地展现了现代社会中人们对癌症的理解。莎拉对待爱女癌症的病痛，态度异常明确："战斗！"癌症通常的比喻正如埃米莉·马丁所说，是"入侵"的"外敌"。为了"驱除"外敌，病人要不惜一切地勇敢奋战。莎拉对凯特的爱恰恰表现在她对癌症的征服欲望上，采用最尖端的医疗科技，不轻言失败。我们在感动同情之余，却不禁发问，现代医学对癌症和其他疾病的认知是不是在某种意义上限制了我们对生命的理解，导致了我们对"正常""健康"状态的极端追求？再如凯博文所说的"无常是常态"，在现代生活中，我们对秩序的制造和再造不恰恰将许多无序和无常遗漏甚至是有意排斥在系统外吗？而对正常／不正常的讨论也是医学人类学家津津乐道的话题。

　　由于成文时间和篇幅所限，本文只是粗略地勾勒了笔者近年来如何从医学人类学的角度审视我们习以为常的生老病死等生命现象。笔者的探讨似乎浅尝辄止，意犹未尽。一如初衷，笔者只想告诉那些仍然徘徊于医学人类学门槛前的读者：医学人类学绝不是高不可攀的阳春白雪，它根植于普通人的日常生活，与每个人对自我、身体、生命、社会的认知息息相关。对笔者而言，医学人类学的魅力就在让我们反思所谓"正常"和"自然"，从"不正常"和"不自然"中寻找人性的边缘所在。

参考文献

Cohen, Lawrence. 2000. *No Aging in India: Alzheimer's, The Bad Family, and Other Modern Things.* Berkely, Los Angeles, London: Universit y of California Press.

Farquhar, Judith. 2002. *Appetites: Food and Sex in Post-socialist China.* Durham: Duke University Press.

Farquhar, Judith and Qicheng Zhang.2005. "Biopolitical Beijing: Pleasure, Sovereignty, and self-cultivation in China's Capital". *Cultural Anthropology*, 2(3): 303-327.

Kleinman, Arthur.1988. *The Illness Narratives: Suffering, Healing, and the Human Condition.* New York: Basic Books.

Martin, Emily.1987. *The Woman in the Body: A cultural Analysis of Reproduction.* Boston: Beacon Press.

Ory, Marcia G.1995. "Aging, Health and Culture: The Contribution of Medical Anthropology". *Medical Anthropology Quarterly*, 9(2): 281-283.

Rapp, Rayna.1999. *Testing Women, Testing the Fetus: The social impact of Amniocentesis in America.* New York and London: Routledge.

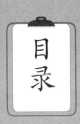

目录

医学人类学的关怀

田野现场

短书评

适老科技：前沿与实践

医学人类学的关怀

照护在当代的重要性 / 凯博文

民族志棱镜中的美国医学院教育：以《成为医生》为例 / 潘天舒　冯然

什么是疾病：以"分类"为中心的人类学探讨 / 胡凤松

照护在当代的重要性

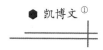

　　我今天想要谈论的是当今时代极其重要的话题——照护。这个话题不仅是重要的，而且是极其重要的。在开始时，我想要说明这个话题为什么重要。因为，在老龄化社会，大量的人在照护他人。在美国，现今估计有 5300 万人是家庭照护者。中国也有大量的家庭照护者，他们照顾着成年人、小孩，以及有健康问题的老人。

　　我撰写过一系列关于这个话题的书籍，第一本是《文化语境中的病人和治疗者》（*Patients and Healers in the Context of Culture*），在这本书中我考察了 20 世纪 70 至 80 年代中国台湾地区的照护状况。还有《疾痛的故事：苦难、治愈与人的境况》（*The Illness Narratives: Suffering, Healing & Human Condition*）和《道德的重量：在无常和危机前》（*What Really Matters: Living a Moral Life amidst Uncertainty and Danger*），这两本书关注人类苦难和地方道

① 本文系 2022 年 3 月 19 日哈佛全球适老社会科技研究中心主任、哈佛大学医学院教授凯博文在江苏产研究院／长三角国创中心举办的"海外院士十二讲"系列活动中进行的线上演讲。凯博文教授是精神病学、人类学、全球健康以及医学人文方面最著名和最有影响力的学者之一，他在家庭护理，特别在老年人的照护和改进方式方面有着深入研究，提出了一套从政策到培训再到实践的高质量照护方法。本次讲座主要探讨了照护工作为何在当代越发重要及其在政策、理念、资源等方面面临的挑战。由复旦大学 2020 级硕士生胡凤松和上海大学社会学院人类学民俗学研究所讲师沈燕整理。

德世界。以及最近出版的《照护》(*The Soul of Care*)。

　　《照护》在 2019 年出版，这本书的结构可以分为两部分，包括回忆录和对"照护"的分析，这两部分分别代表蛇和杖（二者是阿斯克勒庇俄斯之杖和赫尔墨斯之杖中非常重要的构成元素）。《照护》的第一部分记录了我照顾已故妻子凯博艺的经历。在 2000 年，她得了认知症，于 2011 年去世。这部分记录了我对她的照护。第二部分是"杖"，或者翅膀，是对照护及相关问题的分析。我在放了两张图（来说明）。相比阿斯克勒庇俄斯之杖，赫尔墨斯之杖更能够象征照护。在西方文化中，阿斯克勒庇俄斯之杖象征着医生，但是赫尔墨斯之杖的象征意味更胜一筹，因为它展示了两条彼此对视的蛇，很好地展现了照护之中的道义互惠（reciprocity）——付出和得到、给出礼物和收到礼物、给出帮助和得到帮助。

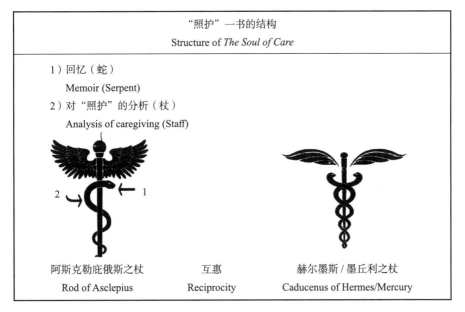

图 1　对《照护》一书及"蛇"和"杖"关系的介绍。图片来自凯博文讲座

照护的核心定义与挑战

　　我想要定义"照护"（care/caregiving），想从民族志角度出发来给出定义。民族志是人类学或者小范围的社会学的方法。做民族志时，研究者需要去特定的当地的情境中，看对于那个情境中的人来说，什么是重要的。当我们从这个角度来思考照护时，我们就需要思考人类在个体和集体层面的照护实践（保护某人、实际的支持、道德上的团结等），包括身体上、情感上、道德上和人与人之间的帮助。按照这种方式定义的照护与接受照护的过程必然是相关的，两者之间是一种道义互惠的关系，就如同送礼和收礼，中国人常说的"人情关系"与此类似，是人与人之间的爱和情感上的联系。所以说，去照护，对于照护者和被照护者来说都至关重要。

　　照护有不同的层面。首先是人道主义援助（humanitarian assistance），这是为难民或遭受洪水、地震等灾难的人提供的照护，是集体层面的照护，中国人对人道主义援助应该相当熟悉。其次是专业照护（professional caregiving），即为那些因急性病或慢性病而就医的人提供的照护，是个体层面的照护。再其次是自我照护（self-care），这是个体对自己的照护。在美国，大约有50%的老人和我一样是独自居住的。当你独居时，你首要依赖的就是自我照护，因为缺乏其他支持。再次是家庭和社会关系照护（family and network caregiving），这在全世界各地都是非常重要的，当家里有人生病或有残疾时，其他家庭成员可以给予照护。不仅仅是家庭成员，还有朋友，以及关系网中的其他成员，都可能会给予照护。最后是来自民间与宗教的照护（folk and religious caregiving），这是人们在宗教场所和民间治疗场所得到的照护。

　　《照护》这本书从几个方面探索了照护这一主题。首先，我在书中指出，照护扎根于关系和道义互惠，且将关系和道义互惠作为照护的中心来组织其照护实践。丈夫和妻子、父母和孩子之间的关系的质量，和照护的质量有莫大的关系。在我和琼的婚姻之中，她在前三十年间给予了我无微不至的照护，她患上了认知症后，我照顾了她11年。

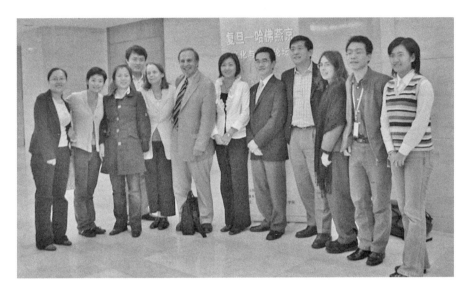

图2　凯博文和太太凯博艺（Joan Kleinman）于2007年10月参加复旦–哈佛燕京医学人文论坛后与阎云翔和复旦社政学院师生合影

　　其次，照护不仅仅基于关系和道义互惠，还要求照护者真诚的、全部的在场。这意味着我们是主动的、积极的、深度进入的，而非袖手旁观，不做任何行动。所以，在场是非常重要的。再次，照护的另外一个重要面向是仪式与习惯，我能够照顾琼十多年之久，就在于我像仪式一样组织每一天，由此我们能够制定和施行计划，并在一天结束时做出评估。习惯教会你如何做事情，所以你不必时刻思考事情该怎么做，而是按照习惯来完成那些惯常事项，不至于耗散你太多的精力去思考如何组织、如何处理身体。比如，你在驾驶一辆车时，就是在建立习惯，照护的过程是类似的。此外，照护需要坚持和忍耐，因为大部分的照护并不会带来良好的结果，而是要在照护的过程中学会如何与不佳的后果共处，学会如何生存。再者，照护也是人的发展过程，我之后还会提到这一点。还有一点是，照护过程中会有诸多障碍和困难，有时这会让照护变得极其困难。最后，在被照护者去世后，照护并未停止，我们继续着照护这项事业，照护着曾经的回忆。

照护的核心任务是什么？在家里、医院里或其他情境中的照护是什么样的？首先，照护关乎承认和肯定，你承认了那个人获得照护的权利，以及通过帮助那个人而给出了肯定。这是非常重要的行动，也是照护的伦理起点。其次，照护关乎实际的帮助，包括给被照护者喂食、洗澡，帮助被照护者走动、如厕和为被照护者提供保护等。再次，照护还给那些绝望的、焦虑的人带来了情感支持。照护关乎道德上的团结、责任的履行和互惠的形成，这意味着将被照护者视为人来对待，想要他们活得更好或至少可以生存，从而给予他们支持。最后，尤其是对处于生命终点的人的照护，照护者需要与财务、法律、宗教、医疗等领域进行协商和协调。

我们需要区分 care、caring 和 caregiving 这三个概念。care 可以译为"管"，和控制联系在一起，在英语中，它的意思和"控制"略有不同。caring 是你在乎某些事情，从而想要确认这些事情对你来说非常重要，当你真的在乎某些事情时，会全身心投入其中，而且对之有所担心。caregiving 是提供帮助，是行动。儿童会通过社会化的过程对照护形成看法，并且学会照护。在我小的时候或者说被社会化时，也即 20 世纪 40 至 50 年代，美国男性和女性的抚育方式有很大的差异：那时，人们强调男性不需要参与照护，而女性则需要承担起照护的事项。如今，这种情况已经大有改观，但是在世界上的大部分地区，女性仍然承担了大部分的照护工作，这是性别偏见。不过我们也可以看到越来越多的男性开始学习如何成为一个照护者。

照护面临着一些挑战或障碍。家庭照护有着一系列的问题：首先，大部分社会都面临着长期照护基金的危机。中国尝试着建立长期照护基金，而美国在这方面非常薄弱，大部分的美国人没有长期照护基金，但是在挪威、芬兰、瑞典、丹麦等"社会照护国家"（social care state），以及德国、荷兰和日本等国有长期照护基金，这为国家公民提供了非常重要的服务。其次，越来越多的人（尤其是女性）成了劳动力，这让他们很难去照顾别人，也对家庭照护的价值观造成了冲击。家庭照护的价值观认为应该将老人作为家庭非常重要的一部分，并且善待和照护他们。但是在新自由主义经济下，这些观念发生了变化，不管在全世界哪里，让人留在家里完成照顾任务都变得非常困难。最后，在新自由主义时代，照护者的社会身份受到贬损，而且被边缘化，关于照护的知识不足，照护者之间也缺乏交流。专业的照护也面临着问题：医务工作者和患者互动的时间有限，这种情况越来越严重；本应该有助于提升照护质量的电子技术，如电子病历，事实上给照护带来了问题；对优质照护的激励不足等。

怎样让照护变得更好

我们如何测量照护呢？很多医院和医生声称他们提供了高质量的照护，但是这些宣称都不是基于对照护的直接测量而得到的，而是基于对成本和效率的考量。当下，事实上并没有关于照护的直接测量。为了直接测量照护的质量，我们需要去测量患者－医生和护士、家庭成员－医生，和／或患者－家庭成员之间的关系。如果我们真的想要测量照护的质量，以下这些是我们需要去做的事情：首先，我们需要去测量医生和患者、护士和患者、家庭成员和被照护者一起度过的时光，看看他们一起度过的时光到底有多少，现有的证据都表明，如今他们相处的时间比以前更少了；其次，我们需要测量人际关系的质量，包括患者与医生之间的关系，患者与其他医务人员的关系等；再次，我们需要测量沟通的质量，包括倾听、解释以及回应，这才是照护真正的质量所在；最后，我们需要测量身体检查和病史采集的质量。

我或许可以问这样一个问题：当今医学和卫生保健中的照护处于什么位置？我们可以用三个悖论来回答这个问题。第一个悖论关于照护在当今医学中的位置，第二个悖论关于医学教育中的照护，第三个悖论关于医学的科学技术发展对照护造成的破坏。

我们先来看第一个悖论。医学一直以来都将照护视为医生实践的核心，但随着时间的推移，照护在医疗实践中不再处于中心地位。悖论就在于，虽然我们仍旧将照护视为医学的核心，但是我们在照护上没有投入足够的时间或金钱（无论是在医学实践中还是在课程中）。

第二个悖论，涉及令人惊讶且非常糟糕的数据。八项研究表明，与从医学院毕业时相比，医学生在初入医学院时对照护的实践、情感和道德方面更感兴趣，也更擅长。这意味着医学培训让医生失去了照护的技能，也即第二个悖论：在医学教育中，有些东西使学生失去了对照护的兴趣和能力。没有人愿意看到这一点，所以我们需要去探索这到底是怎么回事，以及如何做出改变。或许可以有一个斯威夫特式的建议（Swiftian proposal）[1]，即医学院可以考虑将照护从课程中删除，将照护培训的任务交给护士、家庭健康助理、社会工作者、家庭成员——实际上是这些人在做绝大部分的照护工作，但是在与我交谈过的医学教育工作者或临床部门的负责人中，没有一个人愿意将照护课程从医学院这一医学神龛中删除。所以我们需要通过更好的教学来让学生学会照护，以及在课程中发现照护，如此才能进行更加有效的照护。

　　第三个悖论是，医疗改革不但没有改善照护，而且使情况更加糟糕；而技术原本应让照护更简单、质量更高，但实际上却造成了问题。例如，电子病历在效率、评估和可靠性方面变得非常重要，但是这让医生专注于病历的填写，而非关注患者及其家庭。在那些想要提高效率的机构中，照护变得碎片化，照护的时间也不断缩短，医生和护士在患者方面所花的时间不断减少。制药科学的进步鼓励医生依赖于"奇迹"药物，而不是对个体及其经历细致入微的理解。但事实上，技术应该，而且可以改善照护。

　　那我们能做什么呢？首先，从家庭的层面来看，其一，我们需要提供一个长期的护理保险。在中国可以买到这种家庭的保险，我希望在美国也能实现。其二，给我们家庭成员照护者提供一定的补偿。中国政府关于老年照护有一个非常好的政策，那就是"973"养老服务格局，90%的人在家里养老，只有7%是在社区养老，3%是在医院或者养老院养老。这种居家照顾老人的传统方式减轻了医疗机构、医院诊所的压力，所以我们应该给家庭资金支持，让他们能够进行居家养老和居家照护。其三，我们也应该提高对护理家庭的认知和社会支持，这些家庭照护着慢性病人或残疾人。举个例子，如果你是

---

[1]　参见英国作家乔纳森·斯威夫特（Jonathan Swift）的名篇《一个小小的建议》（A Modest Proposal）。

家庭照护者，照护着一个有慢性心脏病的家人，你需要用到一些电子监测技术如心率监测仪，你掌握了很多知识，了解这种疾病并且知道如何正确地回应。再举个例子，如果家庭中有一个从小患有哮喘的孩子，在他的成长过程中，他的家庭会对哮喘的治疗非常了解。我们应该尽可能给这个家庭提供认知上的支持，给他们的孩子提供最好的治疗。

其次，从专业的角度来看，其一，我们需要加强专业护理人员的道德培训；其二，我们需要提高核心护理技能的培训，例如触诊、听诊等；其三，提高日常实践中的护理激励；其四，将经济语言和临床护理语言相辅相成地用于政策和项目中。

为了重振医学和卫生保健中的照护，我们在教育方面需要怎么做呢？其一，在第一年，医学院的学生应该去临终病人或重症患者家中了解如何进行基础护理，包括协助被照护者吃饭、洗澡、穿衣、如厕、走动等。这是荷兰莱顿大学的做法，也是非常重要的一个模式。莱顿大学坚持医学生应该从他者中学习的理念，将医学院新生放入这样的情境之中。其二，医学院的学生也可以学习撰写迷你民族志，去描述病人所处情境、病人的家庭和关系网络等。其三，与护士、医生、家庭健康助理进行协作学习和团队合作，鼓励尊重与融合，这也是非常重要的。其四，我们需要家庭健康照护的纵向临床经验。其五，我们需要对医学生在整个医学培训项目中的照护技能进行系统的评估，这在医学培训过程中往往被忽视了。其六，我们需要明确照护的中心地位。其七，我们需要花更多的时间在课程与培训上。

为了重振医学和卫生保健中的照护，医疗机构需要什么样的实践呢？其一，需要将更多的资源（包括财务和人员）用于照护。其二，我们需要将照护过程的测量纳入到电子病历之中。其三，我们需要将照护技能作为临床医生的核心能力，并且做出评估。这些技能包括倾听和回应，是非常重要的。其四，我们需要更多的研究去探索照护的过程和结果，并资助这些研究。其五，在政策制定方面，需要认识到照护的重要性，可以模仿环境声明做出照护的声明，提高照护在政策制定时的优先级，同时需要评估技术和资金对照护的影响。

同时，我们如何加强从业者作为照护者的能力呢？其一，需要对照护者进行激励，给出更高的工资和更多的资金支持。其二，我们需要去教育医生、护士和其他从业者，提高他们关于照护的核心技能，当下医学领域中缓解临终病人痛苦的安宁疗护项目正在做这种教育工作。其三，改革计算机技术，以减少医学工作者花在令人沮丧的电脑工作上的时间，不要让医生仅仅成为医学抄写员。其四，我们需要摆脱医学的官僚体制。其五，我们需要重新强调医生的职业道德培训。

照护与全球健康

现在我想讨论一下照护的质量和全球健康之间的矛盾。很多学生和专业人士进入到全球健康领域，是因为自身对照护的兴趣。但在现实之中，照护并非全球健康政策和研究所关注的重点，相反，全球健康关注可获得性的问题（question of access）。也就是说，那些根本性的、道德上激励人们进入全球健康这一领域的东西，在全球健康的实践中只占有很小的一部分。当我们不去追问"获得的是什么"（access to what）时，这意味着什么？

现在我们来讨论一下照护和资源稀缺的问题。虽然全球健康的社会医学方法强调照护，但是全球健康的其他方法利用"稀缺性"的话语来论证不能给予贫困人口高质量的照护，对于他们而言，只有预防才是可行的。对此，大部分人从道德上是不能接受的。事实上，持有这种公共健康观点的人认为那些主张贫困人口也可以获得高质量照护的人对资源不敏感。确实如此，因为保罗·法默（Paul Farmer）的实践表明（图 3），我们总是可以调动充足的资金去支持和建立卫生保健系统，去做出干预。从社会医学的角度来看，资源敏感性的论点在伦理上是站不住的，这一论点预设了不平等是固定且不可撼动的，同时预设了经济学在根本上比人的关系和社会正义更具价值。

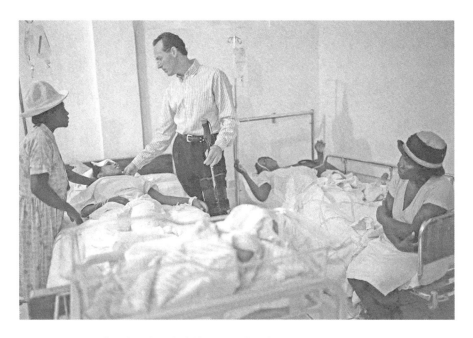

图 3 保罗·法默照片。他是我的挚交，是我生命中不可分割的一部分，是照护者的象征。他是保罗·法默，是世界人道主义援助中最重要的一位医生，他创建了非凡的项目，在海地、非洲、俄罗斯、秘鲁等地和穷人一起工作，于 2022 年 2 月因为心脏病而去世

　　我刚刚提到的所有事情，其中一个实践的例子就是我们和集萃进行合作的项目，这个项目为中国的老龄照护提供社会科技。我担任了这个项目的负责人，项目包括 12 位哈佛的教授和数十名学生、许多中国合作者以及 14 个研究项目。其中一个研究项目与提高临终照护的质量直接相关，项目名称为"适用于中国的综合性的、以人为本的缓和医疗项目"，它由哈佛医学院的埃里克·L. 克拉考尔（Eric L. Krakauer）博士、清华大学的景军博士和多伦多大学的贾志蒙博士主导。这个项目的目标是响应中国人的需求，设计基于社会科学研究的缓和医疗培训、服务和技术。目标包括以下五点（2021 年到 2026 年）：第一，编写《中国缓和医疗临床手册》（改编自哈佛现有的手册）；第二，创建和实施中国医生缓和医疗基础课程（35 小时）；第三，在侵入式临终治疗时代重新思考孝顺，它既给家庭成员带来了压力，也使家庭成员给家里的老人提供了照护支持；第四，研究缓和医疗的社会科技，包括成人失禁管理套件（可生物降解的低价成人尿布和相关物品）、用于管理药物的智能密码箱、床侧移举设备（可以帮助护士移动病人）等；第五，协助中国完善缓和医疗政策和策略。

　　今天我所分享的一切，是希望在全球社会中激起关于照护的道德运动。我希望我们开始意识到，我们生活在一个反照护（anti-care）的时代，一个对照护充满偏见的时代。倡议照护，并且通过社区工作发动关于照护的道德运动，这至关重要。此外，照护离不开法律和政策支持。对于医学方面的建议，我们需要改变医学教育、改善卫生保健系统，同时对其中的"倦怠"有所回应。

　　最后，我想引用伟大的哲学家亚里士多德的话来作结，他在《尼各马可伦理学》中说："道德卓越源于习惯。我们做正义的行为才能变得正义，做节制的事情才能变得节制，做勇敢的事情才能变得勇敢。"仿照这一格式，我可以说：通过关怀和照护实践，我们成为有关怀的人和照护者。我还想引用我方才提到的和我志同道合的同事、在 2022 年 2 月去世的保罗·法默所说的话——他是世界性的、历史性的照护者，是照护者的象征——他说："对我来说，道德的一个清晰表现是，你在受苦的人面前，你有办法可以减轻甚至根除这种痛苦，然后你就采取行动。"所以在法默看来，照护是非常实用主义的，一切的事情终点就是以实际行动帮助他人。

民族志棱镜中的美国医学院教育：
以《成为医生》为例

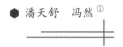

● 潘天舒　冯然[①]

　　1972 年，25 岁的梅尔文·康纳获得哈佛大学人类学博士。这位踌躇满志的青年才俊在完成了为期两年的非洲田野研究之后，幸运地得到了哈佛人类学系的任教机会。当他成家立业并将进入令同行嫉妒的学术快车道之时，却做出了令亲友大跌眼镜的转行决定：为实现儿时梦想，中断在哈佛的教研生涯，在而立之年考入医学院，进行全新的专业追求。然而在历经千辛万苦获得医学博士之后，康纳最终却没有成为医生。不论是在普通大众还是职业规划师的眼中，康纳在事业发展的黄金年龄段所做的是两桩不可理喻的糊涂事。首先是主动放弃来之不易的哈佛教授职位，与比自己小十多岁的年轻人一起去完成炼狱般的医学院之旅。其次是在苦尽甘来之时又决意远离医生这一极为稳定的高薪工作，再度调整发展目标之后还吃起回头草，重操人类学教研旧业。但对于任何希望从当事人的角度来考察和理解美国医学院教育的读者来说，康纳无疑做了件功德无量的好事。因为他在真情实录个人体验的基础上，写出《成为医生》一书，对自己舍弃哈佛教学坦途后独自完成堪称传奇

① 潘天舒，复旦大学人类学民族学研究所教授，复旦－哈佛医学人类学合作研究中心主任。冯然，复旦大学人类学民族学研究所硕士研究生。

的跋涉征程，作了细致的坦陈、回顾和反思（Konner，1987）。

一般来说，以"成为医生"作书名的读本大多是指导初行医者如何入门的指南书籍。而本书则把"成为医生"这一专业资质认定必不可少的过渡仪式（rite of passage）作为解构和思考的对象，是一部称得上剑走偏锋的另类力作。康纳在人类学领域著述颇丰，学术志趣广泛，无论是对于非洲昆人饮食营养习俗的剖析，还是对于犹太民族历史与现实困境的解读，都充分展示了他的过人之处。但如果仅仅就其学界之外的影响力而言，这本于1987年付梓出版的《成为医生》可称得上一部带有自传民族志风格并且以美国医学院和医疗体系为考察和评述对象的奇书。在这里有必要说句题外话，康纳的夫人和研究搭档肖斯塔克是人类学著作《尼萨》（Shostak，1981）的作者。《尼萨》围绕一位昆人妇女的生命史，试图以她自己的视角来回顾其孩提时代到成为人母过程中所经历的男欢女爱、怀孕生育并且走向衰老的历程。此书出版后取得的轰动效应，几乎可与米德的《萨摩亚人的成年》相媲美。也许是受到夫人无心插柳却获得意外成功的激励和启发，康纳的这本《成为医生》没有严格遵照传统民族志的套路，行文生动自然，笔调幽默。在免除文献回顾和理论综述等繁文缛节的羁绊之后，全书中不时出现的医学院教授、住院和实习医师、病人及其家属乃至作者本人等被注视（gaze）的焦点反而变得格外清晰。

康纳带着多年前在昆人部落从事田野工作时的好奇心和目光，来凝视、体察和解析西方生物医学文化语境中"成为医生"的一系列日常习惯和职业行为。四年的医学院之旅为康纳写作本书提供了两大有利条件：首先是以局内人的眼光来审视和凝望成为医生的教育训练过程；其次是将医学教育机构作为一个人类组织进行田野体验和阐释。康纳以人类学家、教育工作者、医学院学生、丈夫和父亲的多重身份，对生物医学范式主导的医学教研体系倚重技术力量却忽视人性因素的倾向提出了尖锐但中肯的批评。在开篇序言中，康纳毫不掩饰自己对于美国医学院教育的绝望之情。他指出：美国医学院体系始终未能培养出同时具备人道主义精神和科学医学护理才能的毕业生，而缺乏对病人足够关心和照顾的医生（特指 20 世纪 70 至 80 年代的医学院毕业生）必将失去公众的信任。（Konner，1987：xii）

专业身份的认同危机是贯穿全书的一条极具张力的脉络。作为人类学教授的康纳和医学院新生的康纳，这两者之间所代表的不同职业取向、价值观和风格，按理说不是完全没有互补和协调的可能。然而，当康纳情不自禁地用民族志的棱镜来透视社会医学化程度极高的美国健康研究和服务机构时，他永远无法摆脱人类学者善于自省和批判的职业特性。作为本书写作的重要语境，社会医学化是指一个由医院、医药厂商和科研机构所代表的现代性力量对于社会生活模式的形塑过程。其显而易见的一大后果是人的生老病死这些在不同社会和历史语境中具有丰富内涵的文化事件，被逐渐改造成了可以用科学概念和技术手段定义（例如确诊）和干预（服药或者手术治疗）的各类疾病和障碍，而健康本身变成了一个可以被管理和进行市场运营的产业。相比之下，在社会医学化程度极低的昆人社会，个体生命周期过程中遭遇的与身份转换相关的一切变故（如结婚生子和患病死亡）是由其所在道德社区（如部落）以高度仪式化的手法来共同应对和处置的。较之前者，后者注重的不是"药到病除"，而是努力保持一种人性化的集体伦理关系维护机制。

此书第一章的标题为"代偿性间歇"。这一医学术语所指的是心室前收缩之后常常出现一段较长的舒张期。用康纳的话来说，有点像弹奏肖邦乐曲时的间隔停顿（Konner，1987：5）。因而此书的写作也可以理解为一种由不正常的心跳引起的"代偿性间歇"。这种不正常的心跳是指在一个错误的时间开始的医学院之旅。与许多同龄人一样，成为医生是康纳自小就拥有的一个愿望。他童年的偶像就是两位担任全科大夫的亲友。20世纪60年代美国大学校园内的反战和反种族歧视等政治氛围，加上自己对于思考人性本质的强烈冲动，使康纳最终决定选择人类学为自己的主攻专业，暂时搁置申请备考医学院的计划（Konner，1987：8-9）。直到他获得人类学博士并当了六年哈佛教授之后，康纳才以33岁的"高龄"参加激烈的医学院入学考试，开始了人生中最为难忘的专业训练体验。

医学院学习伊始，康纳就敏锐地发现教学内容和教学方法无法跟上医学领域日新月异的变化速度，而教授们讲解知识的手段和策略也没有比中学教师高明多少（Konner，1987：16）。最让康纳以及其他一年级新生疑惑不解的，是这些资深教授在课堂上高谈阔论之余无意吐露的对于诊疗实践的心迹。一位叫卡普兰的名师公然声称：有关病人的粗鲁笑话是医学社会生活必不可少的调剂品，是应对生死命悬一线考验的"必要防御机制"（Konner，1987：18）。这本书最后所附的"住院和实习医师及医院行政管理人员常用俚语汇总"生动形象地表露了他们对于患者的偏见和不屑（Konner，1987：379-390）。比如说，"虫子"是指任何有攻击性、不诚实和令人憎恶的病人；"脏球"是指酗酒者、吸毒人员或者不洗澡的流浪者；"焦尸"是指身体大面积三度烧伤的儿童。

康纳在第二章回溯了自己首次以医生身份直面患者的情景。他被安排给一位女性病人做例行体检。经过短暂询问之后，康纳发现面前的这位年轻、性感的就诊者原来是一位小有名气的演员。在体检过程中，康纳努力克制着自己紧张冲动的情绪，尽可能地以一种专业老练的姿态完成对患者有关部位的检查，然而还是让对方察觉出了自己的窘相。而当康纳把自己面临美丽异性病人的不适感向小组同学坦陈之后，他所得到的除了异样的目光之外没有只言片语。负责老师仅仅说了一句"谢谢你与我们分享那件事情"，尽管他先前还拼命鼓励学生讨论他们在首次执行体检过程中所遭遇的任何问题（Konner，1987：31-32）。康纳凭借着人类学者的本能意识到：在医学院基础临床技能的教授过程中，如何处理自己的主观感受并不是一个值得深究的话题。实习和住院医生所关注的是如何应付眼下的病情，并非病人及其家庭整体的健康状况，对于影响病人疾症的行为和社会因素更是毫不关心。而适当的护理不过是一个非常灵活的概念而已，有关病人病情和处置手段的判断也显得格外褊狭（Konner，1987：33）。从第三到第十四章，康纳记述了自己在急诊手术间、麻醉室、外科病房、神经外科和神经病学科、精神医学科、儿科、产科、妇科、病理学科和医学部临床实习阶段的遭遇。在这所以希腊解剖学家命名的盖伦纪念医院，康纳有了与各类病患人员日常互动接触的机会，常常身不由己地陷入一系列令他无所适从的道德伦理困境。在住院期间，应对病变机体组织、人体排泄物和鲜血淋漓的场面已经成了康纳的家常便饭。通过与外科住院医生在急诊科这个特定场所朝夕相处，同吃、同喝、同呼吸般的交往，康纳不得不承认这是医疗界动力十足的一群家伙："他们把决心当早餐享用。他们拒绝慢条斯理、多愁善感、理论思考或者踌躇不前。压力和失眠反而使他们生气蓬勃。他们为自己有接受处罚的能耐而骄傲，为能够在生死关头做出即时判断而感到愉悦。他们期待在瞬间做出艰难而且是正确的抉择。更为重要的是，不管是在手术间，还是外科急诊室、康复科、门诊处，他们时时刻刻都是一个行动者。这是他们的声誉所在。"（Konner，1987：41）

　　然而经过在盖伦医院的几次查房和换班，原本医学职业给康纳带来的荣耀之光逐渐变得黯淡。有一回他作为助手亲眼目睹两位外科医生由于漫不经心而差点酿成医疗事故。在手术过程中，主刀医生马蒂在向康纳解释完与手术步骤相关的解剖学原理之后，居然开始扯起了与自己职业有关的八卦："外界对外科医生有不少刻板印象。一点不错。外科医生就是心胸狭窄而且愚不可及。我们只知道开膛破肚然后缝缝补补。这是真的。我们真傻。我们的老婆孩子也讨厌我们。我们什么医学都不懂。哦，对了。我们还是一群大男子沙文主义猪猡。"（Konner，1987：95）康纳忍不住插问他是否应把女性医生也计算入内。马蒂回答说："就连女医生也是。不过她们也没有多少。我们把她们拒之门外了。她们一点都不行。"（Konner，1987：95）马蒂说着与手术毫不相关的闲话，时不时还随着收音机播放的刺耳摇滚乐哼上几句，直到他发现一旁手足无措的住院医师由于经验不足，未能及时缝扎止血（Konner，1987：96）。康纳对以马蒂为代表的指导老师玩世不恭和冷漠无情的工作态度感到诧异和震惊。在实习阶段行将告一段落时，他已深知自己无法成为一名外科医生。因为他的亲身经历证实了对于医生的种种刻板印象，而且自己也永远不可能为那种傲慢无知的制度文化所接纳（Konner，1987：185）。

对于那些无法忍受苦痛煎熬并开始自暴自弃的病人来说，医学知识和技术本身能够起到的作用又实在有限。尽管诊疗环境的严酷无情使康纳治病救人的理想主义渐渐退缩到自我保护的外壳之中，但他仍然会在不经意间显露出人类学家的本色。然而在人类学学科内被认同的伦理准则似乎到了盖伦医院就成了难以实现的教条。康纳兴致勃勃地去参加有关社会服务的讨论和培训议程，结果被告知主要参与对象是社会工作者，其主要内容不过是由护士和住院医师对所有患者的医疗和手术情况作45分钟的简单介绍，而对于社会和心理方面的问题几乎不着一字（Konner，1987：100）。在儿科病房实习时，他认为少数族裔儿童需要得到同样族裔背景的专业医师的诊疗服务，为此医学院应采取特殊政策吸纳更多黑人和拉丁族裔的考生（Konner，1987：195）。而保守的同事们都认为他在异想天开。在妇科和产科实习时，康纳发现那里是由男性专家唱主角，而他仍始终认定生儿育女的过程必须要由妇产科女医生发挥主导作用（Konner，1987：210）。

在这本书最后一章，康纳终于不再为人类学者和医生这两种在美国高度专业化和制度化语境差异显著的身份认同感到苦恼和纠结。他非常清醒地认识到了文理研究生院和医学院在培养人才方面几乎是完全相左的目标。前者强调的是产生超越书本和课堂的创造性思想，而后者则把倚重掌握知识体系以及关注诊疗程序的标准化和医学范式的可复制性（Konner，1987：362）。对他个人来说，"上有老下有小"的处境的确让他在与占据年龄优势的同学们进行学业竞争时颇感吃力，然而丰富的人生阅历和田野经验使得康纳更能够领悟到养育、照护、性爱、苦痛、死亡、恐惧等情感因素对于治病救人的意义（Konner，1987：364）。康纳把"治疗手艺人"（Healing Artisan）作为收尾章节的标题，值得读者玩味。在他涉足过的昆人社会里，疗病仪式中治疗者与患者（包括死者）之间注重精神和心灵层面的沟通，并且有勇气共同分享风险，反观高度社会医学化的美国，医学院作为诊疗训练的企业正日益成为权力官僚机器，并且培养出年轻勤勉却又充满傲慢和优越感的专业人才（Konner，1987：373-375）。在生物医学称为主导范式的医学院教学语境中，病人的身体被视作一架损坏的机器，健康也被简单片面地理解为"没有病痛"的正常运转状态。医学专业训练所能造就的，多半是能够按照标准化程序更换和修理病体器官部件的熟练工，远非康纳所向往的擅长与患者沟通和互动的"治疗者"。

哈佛医学人类学代表人物凯博文在其 1980 年出版的《文化语境中的病患者和治疗者》一书中，就用治疗者（healers）一词揭示了他透过跨文化的视角对于医生应有的职责和功能以及医者作为"手艺人"和沟通者历史角色的一种认定（Kleinman，1980）。无巧不成书，在康纳《成为医生》付梓一年之后，凯博文旨在针砭美国医疗体系的《疾痛的故事》出版（Kleinman，1988）。康纳应邀为《疾痛的故事》撰写书评。他写道：如果有更多的大夫能够具备凯博文医生那种随时注意到病人的需求并做出回应的能力，那么我们的社会就不会存在对医生普遍不信任的情况。尽管康纳与凯博文接受医学院教育所走的路径完全相反，但两人殊途同归，最后都放弃了行医的舒适选择，成为以跨界跨学科教研而闻名遐迩的人类学家。

参考文献

Kleinman, Arthur. 1980. *Patients and Healers in the Context of Culture: An Exploration of the Borderland between Anthropology, Medicine, and Psychiatry.* Berkeley, California: University of California Press.

Kleinman, Arthur. 1988. *The Illness Narrative*. New York: Basic Books.

Konner, Melvin. 1987. *Becoming a doctor: A journey of initiation in medical school.* New York: Viking Penguin Inc.

Shostak, Marjorie. 1981. *Nisa: The life and words of a! Kung woman.* New York and London：Routledge.

什么是疾病：以"分类"为中心的人类学探讨

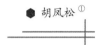

● 胡凤松[①]

现代医学（西医）以化验和检查得到的数据、图像等作为分类依据，将人划分为"正常"和"异常"，再以一系列医疗手段和药物介入，试图矫正"异常"以恢复"正常"。通过这一过程，现代医学树立起自身在诊断、治疗上的权威。但以下几个常见的例子让我们不得不去重新审视现代医学的分类过程和标准：（1）患者感到不舒服，去医院做检查各项指标都是正常的，医生判定没有问题，叫患者回家，但是患者仍然感到不舒服。（2）世界卫生组织的调查显示，2007 年 10 月到 2008 年 5 月期间，亚洲剖腹产率为 27.3%，南美洲为 30%，非洲为 10%，中国高达 46.2%，位居世界第一。而且世界卫生组织认为，中国有 25% 的剖腹产，也就是近 500 万例的剖腹产本是不必要的。（WHO，2010）（3）美国的《精神障碍诊断和统计手册》（*Diagnostic and Statistical Manual of Mental Disorder*，DSM）在 1952 年到 1972 年期间将同性恋列为精神障碍的一种亚型。在同性恋解放运动者持续不断的抗议和游说压力之下，1974 年美国精神病协会正式决定不再将同性恋本身作为一种精神障碍加以对待，同性恋不再是医学问题，而是一种生活方式。（韩俊红，2011）

[①]　胡凤松，复旦大学人类学民族学研究所硕士研究生。

（4）新的"疾病"如网络成瘾（周旭辉，刘学军等，2016）、游戏障碍（世界卫生组织在 2019 年将其视为一种疾病）等出现且被纳入医疗领域进行干预和治疗。这样的例子清单还有一长串，它们都指向这些问题：现代医学的分类依据是什么？到底依据什么作为"疾病/异常"的标准？这样的分类有什么问题？

现代医学分类的基础

涂尔干和莫斯（2000）通过对澳洲、中国等地分类体系的考察，认为每个社会都有的分类是基于社会本身而不是个人完成的。也就是说，最初的分类范畴体现的是社会的范畴，比如澳洲部落对自然界（包括生物、非生物如风雷电等）的分类体现了部落中胞族、姻族、氏族之间的关系、结构和等级秩序。进一步，涂尔干和莫斯认为最初的分类和人的情感紧密相连，"对于那些所谓的原始人来说，一种事物并不是单纯的知识客体，而首先对应的是一种特定的情感态度。在对事物形成的表现中，组合了各种各样的情感要素"（2000：92），因此，这一分类体系具有"泛同"的特点，即各个事物之间具有相似性以及普遍的联系，"即使是异质性最强的事物也具有相互转化的可能性"（2000：6）。而科学分类，也就是基于理性的分类，"就是社会情感的要素之间削弱，并且让步于个体反思的历史"（2000：94）。涂尔干和莫斯给了我们思考现代医学分类的启示，它分为两个方面：首先，分类并不是个体自发决定的，而是取决于社会；其次，分类中情感因素的不断削弱，让科学分类得以发展。现代医学的分类作为科学分类的一种，并不是个人完成构建的，而是基于一定的社会基础；同时，现代医学的分类基于理性而非情感。

福柯在《临床医学的诞生》一书中分析了疾病的三次空间化（2011：

16）。在临床医学诞生之前，疾病分类已经出现，治疗疾病最为重要的是确定疾病的种类，医生关注的是被抽象出来的疾病种类而非具体的患者，这时患者身体反而成了认识疾病的阻碍，这是疾病的第一次空间化。在解剖学出现之后，疾病与患者本身的身体产生了联系，医学凝视下的人体成为确定疾病种类的关键，这是疾病的第二次空间化。疾病的第三次空间化为"一个特定的社会圈定一种疾病，对其进行医学干涉，将其封闭起来，并且划分出封闭的、特殊的区域，或者按照最有利的方式将其毫无遗漏地分配给各个治疗中心"，第三次空间化具有浓厚的政治色彩。福柯提到的第一次空间化是现代医学的前身，是"科学化"分类的开始，也是涂尔干所说的逐渐清理分类中"情感因素"的过程。第二次空间化至关重要，是临床医学／现代医学诞生的标志，此时身体在医学的凝视下成为客观的可解剖、可分析的对象，由此可以转化成一系列数字和图像，作为"个体"的替代。第三次空间化则是国家权力对于医学的利用，和福柯提到的"生命政治"相类似，是一种统治的技术。福柯的洞见向我们展示了身体转化成"客观""解剖"的对象的过程。如果要追溯这一过程发生的认识基础，则需要回到笛卡尔。笛卡尔提出了身体和心灵的二元对立，正是基于这一思想，将身体作为客观对象的解剖学才得以在 18 世纪产生。（乐普顿，2016：40）

分类的具体操作过程：数字本质主义

现代医学的从业者已经高度专业化、分工化。在医院有专门的检验科和影像科负责提供化验数据和影像图片，以此作为疾病诊断（分类）的依据。我将检视临床检验医学工作的方式和确定生物参考区间的过程，以揭示这一过程中的数字本质主义。

　　一个患者到医院之后，挂号问诊，医生开具检查单。检验科收集相应的血液、尿液等标本，放入机器或在显微镜等仪器中检测。除了检测的精度外，另外一个需要着重考虑的是检测的效率。检验医学中有一专门的词汇"报告周转时间"，即从开出检查申请单到给出检查报告的时间，这是衡量医院运转效率的重要指标。2011 年卫生办公厅举办的"三好一满意活动"建议血、尿、便常规检验自检查开始到出具结果小于等于三十分钟，生化、凝血、免疫等检验项目自检查开始到出具结果小于等于六小时，细菌学等检验项目自检查开始到出具结果小于等于四天。（郑铁生，倪培华，2017：5）在"快速"的检查中，检验科医生接触的是一个个样品。在一系列仪器和检测手段的辅助下，样品转化成数字，作为判定异常与否的指标。医院的运作已经高度流程化，与之配套的是无个性的、具有客观身体的人，这使得流程化成为可能。医院并不需要患者带着丰富的经验、具有各个面向的身体进入医院这一空间中，患者只需要保留"客观的"身体进入现代医学的叙事话语，作为现代医学凝视的对象，等待着被诊断（分类）。

　　对化验结果的解读最为重要的是和生物参考区间进行对照。生物参考区间是介于参考上限和参考下限之间的值。在建立参考区间时，抽取一定数量的参考个体（一般而言，需要身体健康）组成参考样本组，对样本组进行检查之后，通常取检测结果的百分范围中 2.5% ～ 97.5% 的百分位作为参考区间。（郑铁生，倪培华，2017：8-9）检测结果不在这个参考区间范围之内就被判定为异常。虽然参考区间不是决定正常和异常的黄金标准，但其表明了现代医学的诊断逻辑：从病人身上取得相应的样本，将样本转化成数字，和利用统计学在人群中统计出来的参考区间做对照，如果不在这个参考区间范围之内就被判定为异常。虽然医院会不断调整检测系统和检测的人群来提高制定出来的参考区间的代表性，但是其本质仍是用这一套标准消除了千差万别的患者，用某几个关键指标的差异制造出了"异常／正常"。数字而非个人，才是疾病的本质和分类的根本。疾病成了独立的实体，具有物质性（即数字和图像等），医生的诊治对象由人转变为这种疾病实体。

可能的后果

忽视患者个体的感受

"在传统医学中，疾病的概念关注点主要在个体患者。"（博森伯格，2013：68）在 18 世纪的美国，疾病被视为一个个时间点，在下一刻能够出现各种可能的变化。比如说一次感冒可能并无大碍，但可能演变成支气管炎，也可能迅速演变为肺炎，还可能渐渐发展为慢性肺病。这些变化都是特异的、多原因的，因人而异，所以要医生要关注到个体。而且对于传染病，并不是从病原体入手解释，而是由病人个人体质和造成病人敏感性不同的生活方式／环境等入手解释的。（博森伯格，2013：68）但是现代医学不同，现代医学基于"客观身体"呈现出来的数字和图像，判定患者异常与否，以及如果处于异常，是处在病程的哪一阶段。一切都有一套普遍的解释模型，病人个体被消除，而是被框定在这一模型的某一个位置上。本文开头提到的各项指标正常，医生就判定为正常，叫患者回家，但是患者仍然感到不舒服的例子，即是这种分类失效的体现。个体的身体经验让位于检查结果。范燕燕和林晓珊（2014）在田野中有类似的发现，"要是产妇一味强调自己的身体感受而不把视线转移到这些数字上，医生就无法与其沟通"。

更进一步，有学者借用马克思"异化"的概念，提出"医学的异化"。杜治政（2011）认为医学的异化体现在技术渗透到医学的各个方面，成为一些医院和医生的首要追逐目标。陈飞（2009）认为医学异化是"医学日益成为超出人类控制的，甚至是支配、统治人类与社会的外在力量"。从医生的角度来看，"在当今医学界，医生已很少聆听病人关于疾病的叙述，治病过程也仿佛流水线生产产品的过程"；从医患关系的角度来看，医患关系技术化和商品化、物化；从医药的角度来看，医药追求经济超过道德伦理。实际上，医学的异化基于西医的分类基础，即将人作为"客观的身体"数字化和图像化。在此基础上，针对这一"客观的身体"的技术才不断蓬勃发展，而不断发展的技术也强化了这一"客观的身体"，再进一步导致了陈飞提到的三个层面的问题。总之，医学的异化根本在于患者作为个体的主体性消失，现代医学忽视患者作为个体的多元面向和感受。

忽视地方文化对疾病的表述

现代医学基于"客观身体"做出的分类，按照自身的逻辑定义异常/正常，无视地方文化对疾病的表达，认为地方文化的表达是"原始的""巫术的""神秘的""前逻辑的""前科学的"。鲁思·本尼迪克特（Ruth Benedict）认为"多数在我们（即美国文化）看来毫无疑问是异常的人格却是别的文化制度生活的基础。我们正常个体最受珍视的特征却被以不同方式组织起来的文化视为异常……我们看待问题的眼光受制于自身社会中由来已久的传统习惯"（1934）。换言之，鲁思·本尼迪克特认为对疾病的理解和分类应该尊重地方文化，从地方文化出发，对于精神类疾病而言尤甚。伊森·沃特斯（Ethan Watters）的观点和本尼迪克特类似，他认为基于美国文化的《精神障碍诊断和统计手册》并不完全适用于其他文化，但是以此手册为基础的精神病学观点在全球各地蔓延，给当地制造出了"精神疾病"。以日本为例，日本人的性格在整体上相对于美国而言较为内向，拥趸美式精神病学的制药公司和学者无视这一点向日本社会营销"外源性忧郁症"的概念，给日本社会带来了严重的后果。他总结说，"通过既破坏本土的疗愈信念又削弱来自当地文化的自我观念，我们正在快马加鞭地帮助这些令人更加迷茫的变化——这正是今天的世界上许多心理痛苦的最核心的问题"。（沃特斯，2016）

医疗化

医疗化是"以医学词汇来定义，使用医学措辞来描述，采用医学框架来理解，或用医疗介入来'处置'某种问题"（康科德，2015）。虽然研究者提出了很多关于医疗化兴起和增强的原因，如市场的力量（萧易忻，2014）、各国的政策制定（萧易忻，2014）、诉求于医疗的观念的盛行（萧易忻，2014）、医疗专业声望和权力的积累（康科德，2015），但在康科德看来，这些更多是医疗化出现之后产生的结果或其产生后发展阶段的推手，医疗化出现的根本原因是现代医学分类的建立以及基于此医疗管辖领域的扩张。（康科德，2015）现代医学的分类建立在"客观的身体"之上，并不考虑社会、文化、政治、经济等因素，一旦"患者"感到不舒服，现代医学的研究者就有强烈的企图将其纳入到已有的分类体系或建立新的指标来处理新的状况。基于这一前提，医生、医学研究者、医药公司、政府、社会团体等多方力量参与到了医疗化的构建之中。

康科德认为医疗化有着正反两面的影响。（康科德，2015；韩俊红，2017）正面的影响包括：减少污名化，如将勃起障碍作为一种医学化范畴的普及使得公众能够公开讨论相关问题，从而淡化了勃起障碍者的污名；增加社会福利，如将问题视为医疗问题可以使当事人获得医疗保险等；改善患者生活质量，有时将问题视为医疗问题并做出医学干预的确提高了患者的生存质量。负面影响包括：当下的医学化发展路径明显倾向于将任何个体差异都赋予某种病理学解释，这种趋势直接威胁到了对于人类生活多样性的接纳和欣赏；社会规范日益受制于医学规范，医学对于"正常"和"异常"的界定主导了相关社会规范的生产和再生产，如以社交恐惧症（social anxiety disorder，SAD）为例，少数个体在公众场合的害羞表现本来就是一种正常的个体反应，但是在医学干预的介入下，这些个体反应被医学规范重新界定为需要加以治疗的不正常表现；医学化导致更加全面的社会控制，将越轨行为转化为医学问题，医疗手段成为监控和处理这些越轨行为、以防其恶化和蔓延的工具和手段（张苙云，2004）。

结　语

现代医学的分类建立在"客观的身体"之上，并将其数字化和图像化。人们认为这一分类是"科学"的。不可否认，现代医学对于很多疾病具有较强的解释力，为提高人类福祉做出了巨大的贡献，但是仍然存在问题需要反思。这一套分类所区分的"正常/异常"，往往忽视了患者个体的感受和地方文化对疾病的表述，而且以其强大的话语，将本不是医学问题纳入到医学领域进行考量和解决，使得社会医学化。检视和反思现代医学的问题，有利于医学更好地发展。

参考文献：

爱弥尔·涂尔干，马塞尔·莫斯.2000.原始分类.汲喆译.上海：上海人民出版社.

查尔斯·博森伯格.2013.诊断的暴政：特殊疾病与个体体验.载余新忠、杜丽红主编.医疗、社会与文化读本.北京：北京大学出版社.

陈飞.2009.论当代医学异化与医学人化.医学与哲学（人文社会医学版），（05）：22-23+51.

黛博拉·乐普顿.2016.医学的文化研究：疾病与身体.苏静静译.北京：北京大学医学出版社.

杜治政.2011.论医学技术的主体化.医学与哲学（人文社会医学版），（01）：1-4.

范燕燕，林晓珊.2014."正常"分娩：剖腹产场域中的身体、权力与医疗化.青年研究，（03）：36-45.

韩俊红.2011.21世纪与医学化社会的来临——解读彼得·康拉德《社会的医学化》.社会学研究，（03）：233-246.

韩俊红.2017.无"疾"生"病"：网络成瘾医学化的建构与实践.武汉：华中科技大学出版社.

米歇尔·福柯.2011.临床医学的诞生.刘北成译.南京：译林出版社.

彼得·康科德.2015.社会医疗化：论人类境况如何转为可治之症.许甘霖等译.台北：巨流图书公司.

萧易忻.2014.新自由主义全球化对"医疗化"的形构.社会，34（6）：165-195.

亿森·沃特斯.2016.像我们一样疯狂：美式心理疾病的全球化.黄晓楠译.北京：北京师范大学出版社.

张苙云.2004.医疗与社会：医疗社会学的探索.台北：巨流图书公司.

郑铁生，倪培华主编.2017.临床检验医学.北京：人民卫生出版社.

周旭辉，刘学军等.2016.舍曲林治疗青少年网络成瘾的随机、双盲、对照临床研究.中国健康心理学杂志，24（7）：965-968.

Benedict, Ruth. 1934. Anthropology and the abnormal. *The Journal of General Psychology*, 10(1): 59-82.

WHO. 2010. Method of delivery and pregnancy outcomes in Asia: the WHO global survey on maternal and perinatal health 2007-08, *Lancet*. 2010 Vol. 375. 本文转引自范燕燕，林晓珊.2014."正常"分娩：剖腹产场域中的身体、权力与医疗化.青年研究，（03）：36-45.

田野现场

医学人类学对于精神卫生政策研究的价值与意义：
基于田野工作的初步反思

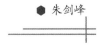 朱剑峰

引　言

2010 年 5 月到 2012 年 9 月，复旦－哈佛医学人类学研究中心联合上海市精神卫生中心、上海市教委就上海市青少年精神卫生问题开展了较大规模的调查与研究。采用了包括焦点小组访谈、深度访谈、现场观察在内的多种质性研究方法对教师、家长、儿童精神科医生、儿保医生和社区卫生中心防保医生等不同群体分别进行深入的观察与交流。笔者作为复旦－哈佛医学人类学研究中心研究者参与了上述工作，并与精神科医生一起根据定量和定性研究的数据，撰写了一份相当详实的研究报告。将该报告提交合作方上海市教委后，得到的反馈意见之一就是"请写出政策建议"。在人类学研究者看来，"政策"一直充当要么是背景介绍，要么是审视的对象。作为一个政策"外行"提"政策建议"，确有"勉为其难"之感。为了协同一致地开展工作，我们虽然基于调查结果提出了几条建议，并在整个过程始终与相关人员反复进行沟通与交流，但这种"研究"和"政策"之间的缝隙始终没有得到有效的填补。

无独有偶，2013 年夏天，复旦－哈佛医学人类学研究中心又接杨浦区政

府综治办的委托对杨浦区重型精神病人的社区服务和日常生活护理的问题进行了一次质性调查。这次比上次更加明确，从项目之初，我们就清楚地知道这份报告的重头戏是在"政策建议"（即所谓策论）。

通过上述亲身参与的两个以精神卫生问题的研究项目，笔者深切感受到：作为人类学研究者在政策制定和研究领域所处的地位、应扮演的角色以及应做出的贡献究竟是什么？医学人类学在卫生政策研究工作中的学科优势究竟在哪里？怎样才能发挥更大的作用？这是我们必须认真思考和讨论的问题。

田野体验与反思

理论和应用是人类学的两元对立的问题，在国内学者的日常研究工作中显得尤为突出，这两种力量的张力时时刻刻牵拉身在田野中的研究者的定位。作为独立学术机构的研究者与作为政府临时雇用的咨询员，兼具双重身份的人类学研究者一方面要致力于对所研究的整个政策制定执行过程进行具体情境下的还原和批判，一方面也必须顺应政策科学的要求提供政策建议所需的支持数据，以便政府做出决策。并非所有的人类学家都对自己在应用研究项目中的这种双重身份持有乐观态度。古德教授曾指出："人类学家作为批判者和参与者的双重角色本身对自己所承担的（应用性）任务是极具讽刺意味的。"（Good，1994）但是随着时间的推移，在医疗、环境等问题的合作研究队伍之中，越来越多的人类学者对这种双重身份持肯定态度，认为这也是人类学强调和坚持参与式田野方法的必然结果。这种双重身份不是也不应该是一种桎梏，而是一种更具建设性和深入性的认知，对研究问题／政策决策提出独特的洞见。如何保证人类学者在这种双重身份中不至于完全变为政策咨询的"专员",服务于各项应用项目？或许和其他社会科学专业的学者不同，人类学家对研究者田野定位的反思是人类学知识生产过程中不可或缺的重要因素，并贯穿始终。从应用角度出发，普伦蒂斯（Prentice，2013：157）在总结民族志田野研究对健康医疗领域的贡献时指出："人类学研究的四个原则即田野工作在建设理论过程中的中心地位、对意义和分类的强调、现实的可协商性以及情境的重要性是任何人类学研究和分析方法的基础。"本文也试从其中三个方面讨论一下医学人类学在参与相关政策制定和评估的作用和贡献。

第一，人类学的安身立命之本是民族志田野研究。谢里·奥特纳（Sherry Ortner）定义民族志为"试图通过自己作为一种认知工具来尽可能多地理解另一种生活"。（1995：173）民族志要求研究者关注和参与研究对象的日常生活，其目的在于通过积累本土情境中的经验性数据，从而培育一种从"本土人的观点"出发理解世界的态度。民族志的发展早已超出了马林诺夫斯基时代对科学的精确性的要求，通过八十年代的表述危机，当代人类学家不再以"他文化"的代言人自居，而是高度警惕研究本身的伦理性和权力相关性，不断增强政治意识和自我批判的程度。但是长期的参与式研究的模式和理念确是根深蒂固、不容动摇的。正是这种长期的、敏感的、心态开放的田野实践，使得民族志研究不仅仅提供了一套研究方法，更提供了一种审视和认知世界的崭新路径。

任何政策如果忽视对老百姓日常生活的直接影响，其有效性和执行力都会大打折扣。而由于项目立项时的种种局限性，使其关注的焦点过于集中，而忽视一些相关的重要的人群。人类学非常擅长全景式的观察，对这种设计上的缺陷可以起到实时补充的作用。以医教结合的项目为例，最初，数据的采集主要集中在学校、教师、医院和医生群体，但是在与家长有限的接触过程中，让我们感知到他们面对教育和医院机构时所承受的压力如此之大。患儿家长在焦点小组访谈中，就经常被哭声打断。他们的无奈、他们的情感宣泄成为我们的第一手田野数据。不仅如此，很多母亲都有一种自责的心态，怪自己期望值过高，逼孩子太紧。我们也在门诊大厅的观察中看到一些亲属在数落有问题孩子的父母，这些家长就像罪人一样。试想，一个时时带着负罪感的焦虑的家长可能保障青少年顺利接受心理治疗吗？因此，我们在研究报告中把如何缓解家长的焦虑而不是一味强化他们的"罪责"提上了议程，主张在继续推进"家教结合""医教结合"服务模式的同时，应该考虑到家长的实际需求。家长在孩子教育问题上的不可替代性已经深入人心，但是如何让他们真正地参与到孩子健康心理的培养中来还是值得探讨的。我们的研究表明，家长相对于学校和医院两大机构而言，其"弱势地位"不言而喻，但是他们在所有教育和医疗服务的传递上又不可替代，因此如何切实帮助他们积极配合校方和院方的工作至关重要。目前的家教结合，其出发点主要是家长的配合作用，并没有发挥家长的主动性。在面对专家组中医生和教育管理者、医院和学校两大机构的时候，笔者自己找到了人类学家的"专家"的感觉。作为人类学家，帮助"弱势群体"我们责无旁贷。尽管也质疑反思过自己的"代言人"地位，但是在政策制定过程中，人类学家必须秉承诚实的伦理原则，对研究对象的现实生活进行细致的描述，让政策制定者听到并重视他们的声音和立场。

　　长期的参与式研究的经验赋予人类学家更为敏感的"体质"，人类学家总是用自己的身体去感受研究对象的生活，使得他们长于捕捉细节，以小见大，因而擅于捕捉较敏感隐晦而容易被忽视的问题。比如，我们这几年来在精神卫生项目中，频繁听到服药副作用的问题，尤其是一些家长反映的会"发胖"。起初，我也只是听听而已，直到自己亲自和一位处于康复期的精神分裂症青年交谈后，才知道这种副作用的另一个社会后果其实就是歧视。我们观察到坚持服药后，病情稳定的患者的确有很多面部特征（嘴歪、眼斜、眼神迟滞、流口水、发胖），这在一定程度上的确影响到他们与其他人的正常交往。病人本人和家属都特别强调自己的身体在吃药前后的变化。正是这种变化让他们逐渐被标签为"不正常"，人之间的隔膜也加剧了。如果不是直接接触并与他们交谈，常人实在无法想象他们为什么如此强调"药物的副作用"而忽视这种表述。再比如在杨浦重型精神病的调查中，我们设计了一个问题是问被访的家庭成员，一般他们是如何得知政府的相关救助政策的。这源于我们在调查初期向不同主体了解对重型精神病人的救助政策时，一位残联负责人的玩笑之词："我们是最知道国家救助政策的人，走什么程序，需要什么条件，我们是最清楚的。实在不行，我们就去吃低保吃补助去。"他的玩笑引起了我们的注意，我们也同时了解到其实上海市在精神卫生上的投入还是不小的，各种救助政策也不少，可为什么很多病人家属会不清楚，而且一起谈起来的时候，还有矛盾。为此，我们将视线转向了政策传达渠道上。我们发现与精神病患者家庭直接打交道的主要是社区的居委会，尤其是助残员，政府的相关政策也大多数是由居委会传达的。但是很多家属反映自己对到底能够享受政府多少救助政策，具体都是如何规定的，并不是非常清楚，基本都是坐等居委会的通知。有的甚至反映因为和居委会的关系不那么密切，所以根本不知道政策的存在。还有的反映政府的政策总是变动，自己也不知道怎么回事。他们希望政策能够得到进一步解释并增强透明性。"解释也不解释，就签个字……有时候发，有时候又不发了，但是也不会为了这个特地去问，碍于面子我们也不去问。""为什么给，为什么给我，这些都应该要透明的。"上面的人知道，但是发下来讲不清楚。"对政策透明度的需求不仅仅是病人家属对经济收入、困难补助中绝对数字的需求，也是他们追求人格平等的体现。政策的持续性、透明性和具体规定是要通过人来传达和解释的。这些日常的工作并不简单，是一种对人格的尊重，也是政府为这些家庭维护"面子"的人性化办事方式的体现，这就涉及政策执行和评估的问题。人类学讲究对生活的渗入式的研究方法。这种训练使得人类家更容易接近自己的研究对象，更具有共情的效果，因而能够了解到政策执行过程中对直接关系人所产生的影响，进而评估相关政策的效果。也正是因为这个原因，我们的合作伙伴上海精卫中心邀请我们继续就医教结合的项目后期干预问题做出评估，这也是一种合作项目的新的尝试。他们要求我们人类学研究者从干预一开始就积极介入，参加每一个座谈会议并参与到所有干预的具体行动中，在项目进行中进行及时的评估，以及时调整医教结合中的政策问题，这对于我们来讲当然也是一种机遇和挑战。

第二，人类学强调对意义的追寻和本地概念中的分类系统。对本土概念的追寻和解读是人类学另一个维度的重要实践，尤其是医学人类学对疾病的跨文化研究更是遵循了解释人类学关注本土文化对疾病的描述的这一传统。对于人类学家来讲，"任何医学语言包括生物医学和其他民族、民间医学的语言都绝不是对经验世界的简单影射。它也是丰富的文化语言，联结着现实的高度特殊化的版本和社会关系系统。当应用于医疗护理的实践，医学语言会将其明显的技术功能性和其深藏的道德关注相联"。（Good，1994：5）

在田野过程中，人类学家不仅仅会使用已经存在的分类或者概念，更重要的是他们要从文化语言的角度去研究这些分类和概念本身。尤其是医学人类学家在公共卫生和医疗政策领域内研究与健康相关的问题时，也从不认为疾病的分类是中立的和绝对的，这些疾病概念本身往往成为研究的对象。在政策制定的调研过程中，这种对本土疾病分类和叙述解读的技能也非常重要。下面我再以医教结合项目中的一例来详细说明。教师组和家长组的访谈均显示出教师和家长在日常实践中对心理问题、精神问题、行为问题和道德问题界限的认识非常模糊。在实践上，对于行为异常的学生，大多数老师都是凭借自己的实践经验和直觉，把学生放置在"整体"中考察，把"跟不上""奇怪""影响到别的同学"等都归结为"不正常的"，建议去精神卫生中心等专业机构寻求帮助。以"成绩"为是否向医生寻求帮助的指标的现象被频繁提及。根据家长们的回忆，都说"开始没有当回事，当小孩子的成绩上不去时才开始焦心"。对疾病的甄别，会和孩子在学校的行为联系。"跟不上""比较慢""注意力不集中""不能很好地交流"等等。他们的描述中多用"性格""个性""习惯""逆反""青春期发育"等词，很少使用"心理问题""精神问题"等等。从医生和政策制定者角度，这些模糊的理解是心理疾病和精神障碍本身长期未得到充分认识造成的。所以在实践中应当加大专业知识的普及，并且将鉴别和诊断交由专业机构的职业者。而我们从医学人类学角度出发，认为这种道德和心理问题的界限本身就是一个有趣的切入点。我们在研究中发现通常在学校的设置之中，心理工作很多都由德育老师负责。做心理疏导，在很大程度上与做"思想工作"相重叠。正如一位中学校长所言，"（我们老师）上班没多长时间，在大学学的心理学知识都没有了，从教后就是品德问题、道德问题"。基于此，我们提出目前教育系统普遍存在心理问题的道德化，这在汇报时引起了大家的关注和讨论。心理健康教育到底属于"德育"还是"健康卫生"问题，不仅仅是不同的认识问题，也涉及日常机构的管辖范围。到底政策会如何改变，我们拭目以待。人类学用本土的知识揭示了貌似简单实则复杂的一个医学人类学命题，即精神疾病本身不是一个简单的生物医学概念，而是生物社会文化甚至是政治共同作用下建构的产物。这些心理疾病分类本身不应该被当作分析的框架，而应被当作为社会行动的成果，可以进行协商。对于政策制定者来说，他们也应该重视老师和家长对于青少年心理问题的种种描述，因为这些看似"不专业"的描述恰恰反映出疾病背后所隐藏的社会问题，而这些问题恰恰是在提供医疗服务过程中必须考虑的。将社会问题简化为疾病与治疗本身即是社会过度医疗化的实质和开始的第一步，如果不加注意，最终影响的是医疗服务的长期效果和质量。

第三，人类学研究重视对研究对象进行情境化的解释。这个传统可以追溯到最初人类学家对整体论的强调，他们认为社会和文化应该放在一个整体中去理解，考虑到亲属关系、政治、经济文化等社会生活的方方面面。当今的人类学者则更强调将自己的研究置于市场经济、历史和政治变化的复杂过程中去理解（Ortner，1995：74）。整体论在这个层面上理解为情境化（contexualization）更为贴切。人类学中所主张的情境化主要是两个方面：一方面，所有文化实践必须在它们的社会环境中去解释，文化不是也不应当是孤立的，而必须与更广泛的价值体系、社会期望相关联。因而，人类学者的研究任务之一即是将社会生活的诸多细节放在它们所嵌入的社会情境中去理解彼此的联系。另一方面，人类学所指的情境化是本土生活和全球秩序之间的联系。（Marcus，1995；Sluka and Robben，2007）人类学者试图理解全球层面上结构性过程对本土体验的影响和塑造，包括全球市场、全球健康、媒体、战争、环境和气候变化，等等。生物医学凭借着对其客观性、科学性、普适性特点的强调，在全球的范围内得以扩张，极大改变了本土文化中的各种医疗观念与实践。医学人类学者必须将自己在田野中所观察到的数据放置到这种全球框架下解释，关注社会、经济、政治变化背景下疾病定义以及所影射的文化意义的变迁。人类学两方面情境化的要求，能够进一步贡献于相关政策制定者对问题的深入了解，并最终形成具有良性动能的治理机制，避免割裂研究所涉及的各种现象，或者忽视现象背后的诸多因素。

　　通过 2010—2012 年来对教师、临床专家、家长以及社区有关上海市儿童青少年精神卫生问题的认识、服务的质性调查显示，最终数据都在客体化和专家化的社会转变情境卜进行最后的分析，使得人类学研究既有细致的对微观实践的刻画，又使这些具体的实例在大的社会情境下得到定位、分析和深入理解。我们在调研中发现教育机构和家庭中存在以下比较突出的问题：社会机构内部关系"客体化"（或物化，objectification）的趋势明显。"客体化"是以经济为主导的现代社会追求高效、科学和理性管理的副产品。高效、科学和理性要求各种机构对其下的人员剥离所有人情关系，抽象出同等的无分别的个体，在统一规则的约束下进行各司其职的日常活动。本调查发现这种管理无处不在，其最直接的表现就是考核评价机制以量化为主导。任何个人的特殊性都在最大程度上被忽视，其价值的高低仅仅取决于考核中各种硬性的分数指标，如升学人数、平均分数、发表文章数、课题个数等等，最终所有的工作学习活动都简化为"分数"，成为考核的标准和凭据。这种数字经济导向的机制设计把机构内所有个体在现实生活中都"客体化"了，学生、老师相对于学校，患者、医生相对于医院，被管理者相对管理者等等，无一幸免。淡化人情的客体化使整个社会高效运转的同时也造成了人性的缺失。多样的人性在这种制度设计面前显然不合时宜。因此青少年精神卫生问题的根本改善依赖于"客体化"社会环境的改变。

　　与学校不同，未成年尤其是独生孩子在家庭中得到了父母和祖父母过多的关注。孩子的社会化在学校和家庭两个极端中摇摆，充斥着个性和共性、主体化和客体化的矛盾。这些尖锐的矛盾最终导致的是孩子在现实生活中的疑惑和挫折。在这种环境中，一方面孩子显得十分自我，"被惯坏了"；另一方面他们也很无助，必须独自面对未来不确定的社会风险，而似乎能够做的就是不停地对自身的能力进行提高和完善，减少对外界的依靠。传统社会大家庭中的"网络"互惠互助关系日益淡化，并被单一的竞争关系所取代。这种认知在教育体制内得到了深化，比如这次调查显示儿童、青少年日常生活中的心理健康问题有不断上升的趋势，这种趋势伴随着日益激烈的学业竞争。其中竞争的低龄化趋势、儿童的成人化倾向日益显现，同龄人之间的竞争在教育机构的诸多"激励"机制下尤为突出。尽管教育机构和从业人员已经意识到了因过度竞争而引起的青少年心理健康问题的严重性，但由于整体社会结构和制度的限制，目前很多意在"减压"的政策和措施都没被很好地贯彻实施，甚至演化为另一种形式的竞争机制。正是在这样的情境中，个体对自我的理解开始从关系自我走向独立自我，从动态的系统观走向分解的机械观，从开放走向封闭。

新形式的自我认知模式对疾病认知的专业化要求进一步提高。现实中由于传统观念的影响，精神疾病和意识问题、道德问题仍然处于一种交叉渗透的状态，在常人的认识中很难划清界限，这正是本调研中所有的老师和家长提出的"甄别难"问题。"甄别难"要求专业的知识和清晰的职能。这推动了社会进一步向"专家化"转变。"专家化"必然要求各领域有其独特的不为共享的知识体系，也要求区分客体化的疾病（disease）和主体感知疾痛（illness），这是凯博文教授（Kleinman，1988）在西方医疗系统论述中用于反思过分医疗化的西方社会时提及的概念。尽管我国还没有明显出现过分医疗化的问题，本次研究也发现家长和校方不断强调专业知识和人员的缺乏，希望孩子的精神心理问题能够作为一种疾病和感冒发烧一样得到专业的对待和治疗。但是如果仅仅加强专业知识的培训和增加从业人员将会导致对社会其他因素的忽视，甚至可能矫枉过正。如何积极地改善儿童和青少年的心理健康状况，减少疾痛，消除社会大环境中的不良因素才是根本举措。所以面对精神卫生这一复杂的生物社会文化问题的时候，各个领域密切配合成为决定性的一环。与很多在医学、政策、环境等应用领域中的人类学者相似，笔者经常要求提供中国文化的影响对精神疾病认知和阻止病人寻求相应治疗服务的"文化因素"，尽管笔者的研究伙伴比如医生、心理咨询师、老师等也接受我们给出的结构性因素的解释，但很少有人理解对情境化的强调是人类学的贡献。

结　语

综上所述，人类学家以自己独特的学科气质参与到相关精神卫生政策制定、执行和评估的过程中去，在合作研究项目中发挥着不可替代的作用。在这些研究中，人类学家主要的贡献在于：首先，民族志的田野方法要求他们尊重地方知识，对研究对象抱有共情，对细节敏感，也就是旨在通过参与式的研究方法培养研究者能真正从"本土人的角度"理解自己习以为常的世界；其次，对本土概念和分类系统的重视能够将研究项目中本身使用的关键概念列入研究范围，从而使整个研究拥有焕然一新的认识问题的角度；最后，对情境化的强调本身也使得跨界合作研究成为必然。

参考文献

Good, Byron. 1994. *Medicine, Rationality and Experience: An Anthropological Perspective.* Cambridge: Cambridge University Press.

Kleinman, Arthur. 1988. The Illness Narratives: Suffering, Healing & the Human Condition. New York: Basic Books.

Marcus, George. 1995. Ethnography in/of the world system: the emergence of multisited Ethnography. *Annual Review of Anthropology*, 95-117.

Ortner, Sherry. 1995. Resistance and the Problem of Ethnographic Refusal. *Comparative Studies in Society and History*, 37(1): 173-193.

Prentice, Rebecca. 2013. Ethnographic Approaches to Health and Development Research: The contributions of Anthropology, in *The SAGE Handbook of Qualitative Methods in Health Research*, ed. Ivy Bourgeault, Robert Dingwall and Raymond De vires, Sage Press,

Sluka, Jeffrey and Antonius Robben. 2007. Fieldwork in Cultural Anthropology: An introduction. In Robben Antonious and Sluka Jefferey eds *Ethnographic Fieldwork: An Anthropological Reader*. Oxford: Blzckwell.

照护者的困境：一项关于养老护理员的民族志调查

● 沈燕①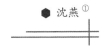

我觉得养老院里的所有人都在努力活着。不管是自理区老人每天为了磨时间找一些感兴趣的事情做做，还是失能区老人按时吃药甚至固执地只吃想吃的东西，抑或是失智区老人表现出来的某些铭刻在身体里的记忆，甚至每天辛苦干活的阿姨们，都五六十岁的人了，除了家里的活儿，还要来这里上班，做着大家所谓脏活累活。杨阿姨每次摘下帽子时脸上的汗水，朱阿姨瘦弱的小小的身躯背后每天哄哄运转的洗衣机以及手洗衣物时哗哗的流水声，还有护理员阿姨们每天楼上楼下来回奔走的脚步声，赚钱也好打发时间也好，我忽然开始疑惑，她们这么辛苦究竟是为了什么。到头来好像一切都是空的。今天吴阿姨的婆婆火化了，她的骨灰直接被带去了墓地，一场葬礼就这么结束了。我没有感受到巨大的悲伤，有的只是人们的轻松感。然后阿姨明天就要继续去上夜班了，一切好像都恢复了日常。日子在不停走，有人在不断老去、逝去，一切都是那么正常。

——摘自 2019 年 8 月 28 日《D 养老院田野日记》

---

① 沈燕，上海大学社会学院人类学民俗学研究所讲师。

2019 年 8 月初，出于调查的便利，我住进了 D 养老院的护理员吴阿姨家。她家就在养老院附近，步行五分钟即到。住进吴阿姨家，原本只是为了能集中时间调查 D 养老院的老年人，不想却意外地让我开始关注、关心起在这里工作的阿姨群体，与此同时也让我得以较快、顺利地融入了阿姨群体。以上这段日记，写于吴阿姨的婆婆葬礼结束后。在感受到一位老人的快速"消失"后，我陷入了一段情绪低谷期。这位老人摔了一跤之后一直躺在床上，由媳妇照顾，排队等着入住附近的较为便宜的公办养老院，然而没能等到入住便去世了。而在与阿姨们的聊天中我发现，即便在养老院工作，每天面对着衰老、死亡，她们对自己的老后生活似乎也没有什么规划或者说期待。她们理所当然地把吴阿姨婆婆的衰老、去世过程，当成了自己未来会经历的最后一段旅程。我开始好奇为什么她们选择做这份工作，这份工作具体是什么样的，为什么她们每天直面疾病与死亡却未曾想过自己能否拥有一个更好的老后生活，而从这些问题的背后我们又可以看到什么。

成为"阿姨"：走向专业化

在具体展开前，我先要说明的一点是，这里的阿姨群体既包括 D 养老院的护理员阿姨，也包括保洁部的阿姨，但基于人数及工作性质的考虑，为了叙述的清晰，下文的叙述对象主要以护理员阿姨为主。

D 养老院共有护理员 17 人，若是再加上护理部主任万阿姨，一共 18 人。她们分布于养老院的三个护理区，健康楼自理区 4 人、益康楼一楼认知症专区 6 人、二楼全护理区 7 人。但总人数并非固定不变。调查期间，有的护理员阿姨会因某些原因辞职，因此有时人数会有一两位幅度的变动，但总体而言变动不大。这里的护理员基本都是住在附近的村民，^①其学历多为小学，最高学历为初中，平均年龄 50 岁左右，其中最小年龄 44 岁，最大年龄 60 岁。她们有的已在这里工作十多年，有的则刚来不满一年。她们都已婚，有子女，而且有的已经有了孙辈。

　　在成为阿姨之前，她们往往都有着相似的就职经历。万阿姨和周阿姨是 2009 年就来这里工作的老员工。万阿姨初中毕业后就在家附近的厂里工作了，这家厂主要加工出口日本的腰带，她的工作就是做腰带。几年后她结婚了，有了小孩，但依旧在这家厂里做。因为是做手工，所以可以把腰带领回家做，这样一来又可以照顾小孩又不会耽误工作。再后来她听说新开了一家灯泡厂，主要是做出口到东南亚的蜡烛灯罩，灯罩上要描花，她就去做了三年。据说这个色素有毒，很臭，于是等电子厂招工后，她就辞了这边的工作去了电子厂。当时的电子厂主要是做鼠标组装，她每天就在流水线上坐着，一天十二个小时，从早上八点到晚上八点，只有中午吃饭时间停一会儿，晚饭时间都不停。一条流水线共六十多人，只有三个离岗证，大家只能轮流去厕所。她说那段时间每天重复的高强度体力劳动让她几欲崩溃。我问她，既然如此，怎么还能坚持做八年。她回答说没别的厂可以去。从这里辞职后，她去社保中心找工作，当时正好 D 养老院要招聘护理员，但前提是要参加护理员的相关培训并考取上岗证。她想了想觉得考个证书也好，以后找工作总有些用处，于是就报了名。考取证书后，院长就要了她们这批人，一共十人。十年过去了，她从一名普通的护理员升职到护理部主任，她也没想到自己能在这里工作这么久而且还能升职。但她现在也仍是和以前一样，每天在护理一线跑来

---

① 这里的阿姨有的是拆迁户，住进了小区房，成了居民。但她们仍认为自己是农村的村民，因此我仍把她们当作村民来看。

跑去，只是以前只需管好自己的护理区，现在则是三个区都要管。周阿姨也是这十人之一。她以前和万阿姨在同一个电子厂上班，只是她在另一个车间。一开始她负责网线板的切割，她只需看好板子就行，工作很轻松。后来厂里又开始要求她做纸板，每天一万多的量，没得休息，她觉得太累就辞了职。当时她听说可以培训完再去养老院工作，也就跟着别人一起报了名。刚做这一行时，她也从未想过能坚持这么多年。她告诉我，她现在出来工作就是为了给自己赚缴纳养老保险的钱。事实上这也是其他阿姨进入这行时的心态，找一份工作，赚一点钱，减轻一下子女的负担。在我的访谈中，还有不少阿姨以前曾在服装厂工作，每天坐在缝纫机前低着头制衣，她们有的颈椎出了问题，有的有了老花眼，于是开始寻找别的出路。但因年纪都已五十岁上下，很难找到正式工作，所以她们能找到的多是兼职和体力劳动，比如去旅馆打扫卫生、去食堂帮忙等，工资为每个月两千左右。相比而言，护理员这份工作较为专业、正式和正规，工资也有四千多，收入相对较高，所以她们都觉得这份工作性价比已经很高了。但与其说她们是选择来这里工作或者说选择了护理员这个职业，不如说她们是迫于工作难找的无奈无意间选择了这样一份看似普通的工作。

那么，如何才能成为一名护理员？正如上文所说，只有经过培训拿到相关证书才能就业。到目前为止，上海市共出台了四类培训与资质证书。第一类是养老护理员上岗培训，始于2003年，其对学历无要求，主要面对的是文化程度低、难以考取国家职业资格证书的护理员。经过40课时的培训，通过考试获得上岗证即可工作。上文提及的万阿姨和周阿姨一开始参加的培训即是护理员上岗证的培训。第二类是养老护理员国家职业资格培训，始于2004年，全国统一标准，分为初级、中级和高级，但截止到2017年，国家职业资格证书已被取消。取而代之的是养老护理技能水平评价，共 170 课时，相当于原来的初级，在实际操作中对学员无学历要求。第三类是养老护理员（医疗照护）国家职业资格培训，始于 2012 年，为配合上海市 2013 年实施的"社区高龄老人护理计划"而开发，仅有初级。但同样到 2017 年底该证书被取消，目前仅开展技能水平评价，共 256 课时，其中包括 96 课时的临床实习，在实际操作中对学员无学历要求。第四类是健康照护（专项职业能力）培训，始于 2016 年，主要针对文化程度较低、难以考取国家职业资格证书的医院或护理院的护工，共 125 课时，在实际操作中对学员无学历要求。（祁玮，2018：15-16）事实上，就学员学历而言，根据 2002 年颁布、后于 2011 年修订的《养老护理员国家职业技能标准》，第二类和第三类学员的学历均应为初中及以上文化程度，但在实际操作中对这一块的要求往往比较宽松。其考核方式虽分为理论知识考试和技能操作考核，但理论知识考试为判断题和选择题，难度不大，只要识字，用心背下来、考试合格即可，更重要的还是技能操作考核，因为这是实际工作中要用到的内容。技能操作考核为现场抽题，除技术外，在考官面前的心理素质也显得尤为重要。对几乎从未经历过任何考试的阿姨们来说，其紧张程度可想而知。而到了 2019 年，面对养老护理人员短缺的困境，新修订的《标准》放宽了学历要求，从"初中毕业"调整为"无学历要求"，而且对于明确未取得小学毕业证书的考生，允许其理论知识考试采用口试的方式。①

　　养老护理员的入行标准看似降低了，但随着上海市对医养结合的强调及长护险的实施，事实上其标准反而更为严格了。特别是对最早的仅持有上岗

---

① 中华人民共和国民政部门户网站.人力资源社会保障部民政部颁布实施《养老护理员国家职业技能标准（2019 年版）》.

证的那批老护理员来说，她们显然已经无法满足当下市场的需求。《上海市长期护理保险定点护理服务机构管理办法（试行）》明确规定：

2019 年 1 月 1 日—2019 年 12 月 31 日期间，原持有市社会福利行业协会核发的养老护理员"上岗证"的人员，可以参与试点；但同时，定点护理服务机构要组织其参加养老护理员（医疗照护）、养老护理员、健康照护等职业（技能）培训。到期后，仍未参加相关职业（技能）培训及考核不合格的上述人员，不再具备长护险服务资格。[①]

然而这个规定忽略了一些细节，比如那些持有上岗证的老护理员该如何处理。D 养老院有位护理员已在这里工作了十年，比万阿姨晚来一个月，她当时考的也是上岗证。2019 年新规定出来之后，年过六十的她无法也无力再报考新的培训班，[②] 不得不"主动"辞职，另谋出路。离开工作了十年的 D 养老院，她很失落也很不甘，但也只能在抱怨一番后落寞离场。听说她后来找到了一份新工作，在家附近的一家旅馆打扫卫生。

如今 D 养老院一线的 18 名护理员中，凡持有上岗证的员工都又重新考取了养老护理员五级证，而后来新来的护理员则大多本就持有五级证或健康照护专项技能合格证。截至调查结束，为了更符合长护险护理内容特别是常用临床护理的要求，已有上岗证、养老护理员五级证、养老护理员四级证的护

———————————

① 　上海市养老服务平台.关于印发《上海市长期护理保险定点护理服务机构管理办法（试行）》的通知.2019-04-28.

② 　据网上查阅的上海市养老护理员学员招聘信息可知，其对学员的年龄要求多为 55 周岁以下，如搜狐网.2019《健康照护》即将开班啦！！！ 2018-12-15. https://www.sohu.com/a/282256134_167055. 上网时间 2020/3/1.

理部主任万阿姨，还在考养老护理医疗照护技能培训合格证。①

　　此外，2019年上海市民政局开始施行的90项检查②也对护理员提出了更高的要求，如现场抽查相关理论知识与实践、查看护理交接班记录的书写等。下面是我截取的《上海市养老机构服务质量日常监测评价指标》中"进食"这一日常照护项目的检查内容，从中可见检查的细致与严苛。

　　评价内容及要点：掌握进食过程中的主要管控要点（①进食姿势②进食量、进食速度③关注咀嚼和吞咽功能状态④食物或水温度）

　　评价依据：

　　A. 完全符合

　　B. 符合第①②③点，部分符合第④点

　　C. 符合第①②点，部分符合③④点

　　D. 不符合第①点

　　评价方法：现场查看、现场询问

　　在准备90项检查时，阿姨们主要负责做好两项工作，其一是做好卫生工

---

① 　上海市养老服务平台.关于印发长期护理保险服务项目清单和相关服务标准、规范（试行）的通知. 2016-12-30. 附件3《长期护理保险服务项目及人员资质》中规定了不同类型的护理人员如持有上岗证、健康照护、医疗照护、执业护士等各自应对的长护险服务项目，其中除执业护士、执业护师这样的专业医护人员外，持有医疗照护的护理员能参与的服务项目最多。

② 　90项检查指民政局规定的日常监测工作，包括服务提供类、服务保障类、服务安全类等三大类。根据该机构实际评价总得分，将服务质量日常监测分为四个等级：1.评价得分高于（等于）85分，对应等级为"优秀"，以"大笑脸"表示；2.评价得分84—70分（含70分），对应等级为"良好"，以"微笑脸"表示；3.评价得分69—50分（含50分），对应等级为"一般"，以"平脸"表示；4.评价得分50分以下，对应等级为"较差"，以"哭脸"表示。可参考上海市养老服务平台.关于印发《全面开展养老机构服务质量日常监测工作的实施方案》的通知. 2019-06-12.

作、检查过期食品，其二是背下各项基础护理知识点，以应对检查人员的随机询问。那段时间每到午休，阿姨们就拿出印有知识点的 A4 纸，开始互相提问。她们总说以前读书都没这么认真，老了反而要开始念书了。事实上这对绝大部分阿姨来说是相当难的，她们文化水平不高，普通话也不好，再加上容易紧张，就更记不住了。有天晚上回到吴阿姨家，我发现她媳妇已经帮她重新打印了一份知识点，还刻意放大了字号。我帮着她一起捋了一遍。她告诉我，这些都会做，就是不会说。确实，里面有不少专业名词，记起来较难，叫她再用普通话说出来则更难。检查顺利通过后，因在应对检查的准备工作中发现了不少问题，院长决定对阿姨们加强监督管理，甚至开始实行扣分制。

民政局对专业性、规范性的强调及其日常监测，以及院长迫于压力对阿姨们操作规范的高要求，这些都使得她们在工作中开始有些战战兢兢起来，一面是已经与老人们磨合了的习惯的日常身体实践，一面是需要死记硬背的专业书上白纸黑字的护理知识、操作规范。有次聊天时，万阿姨感慨现在国家对养老行业的要求越来越多，对护理员的要求也越来越严格。与此同时，面对这些要背诵的标准答案、要"复制"的标准操作以及要不断被院长、其他检查人员抽查的知识点，不少阿姨私底下也开始抱怨这份工作越来越难做，甚至有阿姨还说了打算辞职这样的话。

及人之老：照护日常

这份工作具体要做什么？

事实上，单就工作内容而言，与考证时培训的实践操作基本相同，如口腔护理、洗脚、床上洗头、床上擦浴、床上更衣、更换尿布、有人床更换床单位、轮椅车搬运等。但具体到工作中，阿姨们在应对每个区的老人时，各有各的难处。就健康楼而言，虽然这里住的多为能自理的老人，但也正因还能自理，老人们主体性很强，这里也就成了意见最多的区，比如阿姨给老人送衣服时不小心搞错了，有的老人就会不依不饶说很多；再比如有老人打铃，阿姨因手头有事晚了一两分钟过去，老人就嚷着说健康楼护工太少，要提意见。在我的观察中，这里有的老人身体还能自理，但患有轻微的认知症，于是他们往往会忘记自己做过什么，比如有位老人每天都会洗好几次澡、洗好几次衣服，还会推着车去晾衣服，不管阿姨们劝多少次都没用。就益康二楼失能区而言，这里住的基本都是中度、重度失能老人，对阿姨来说就需要较多的体力，特别是面对较重较高的男性老人时，即便有的操作会有技巧，但阿姨们很多时候仍是需要用上全身力气才能把他们从床上抱起来再放到马桶或轮椅上，再加上平时给老人洗澡、洗脚或换尿布时常常需要弯着腰，她们的身体通常都伴有各种酸痛，腰疼、胳膊疼或腿酸。她们每个人的水杯里几乎都泡着人参，她们告诉我喝了这个会好些，不然浑身没有力气。虽然这里的护理员较多，但她们也没有闲着的时候。再来看益康一楼的专区。这里的老人都患有认知症，他们不会提意见、提要求，但也正因如此，阿姨们就需要用心记住所有老人的性格、喜好以及生活规律。有时阿姨们会把一些规律性的东西写在纸上，比如哪位老人几点要小便、小便时间间隔多长等。此外，这里的老人和不懂事的小孩一样，做任何事都要顺着他们的脾气好好哄，这也需要极大的耐心。因此相比别的区，这里的工作更需要用心。各区阿姨之间事实上交流并不多，相互间也不太熟，她们往往更容易看到对方工作中容易的部分。周阿姨原本在失能区工作，后因身体原因被调到了健康楼。她以前一直以为健康楼的工作很轻松，来了之后才发现这里的工作是另一种累，老人们都有自己的想法，而且工作不能出一点错。她曾一度想调回去工作，但从体力来讲，终究还是这边更轻松点，于是她只好留在了这里。

此外，每个区夜班的状况也不一样。健康楼相对轻松，因为老人们都正常睡觉，阿姨只要每隔两个小时巡视一次即可，中间可以小憩。失能区的阿姨则不能睡觉，每半小时巡视一次。待老人们都睡下，阿姨通常是坐在值班室看电视，为了防止打瞌睡，她们各自有提神的方法，喝咖啡、吃东西、看体育频道的各种比赛等。其间每隔两三个小时她们还要去喊不同的老人起来上厕所或给他们换尿布。另外，有老人打铃时也需赶紧跑去处理。专区则相对更难，因为这里时常会发生一些意外状况，阿姨需要时刻注意着。万阿姨曾与我说过一件事。那天正好是她值班，老李和老杨睡一间，他们的房间就在值班室旁边。睡到半夜，老李自己起来上厕所，他刚坐到马桶上，老杨就爬起来睡到了老李床上，老李开始咕哝起来："床被人家谁睡了……床被人家睡走了……"万阿姨听到老李的声音，赶紧跑了过去，结果发现老杨睡在了那儿，于是她赶紧把老杨哄回他自己床上，再把老李安顿好。

可见这份工作既是体力又是脑力劳动，而更难的还在于它是一种情感劳动。根据亚莉·霍奇斯柴德的定义，情感劳动（emotional labor）要求劳动者通过激发或压抑个人情感的方式来服务购买其劳动力的消费者，也就是说，情感本身也成了一种商品（Hochschild，2012：20）。从这个层面来说，护理员阿姨们的劳动自然属于情感劳动，她们像霍奇斯柴德笔下的航空公司空服人员一样，需要控制自己的情绪以符合工作要求。但霍奇斯柴德的这一概念忽视了这种劳动本身可能会持续再生产出的各种个人情绪及其对劳动者的个人认同产生的影响（钱霖亮，2013：151-152），也就是说，对护理员阿姨们而言，这份工作还可能带给了她们很多前所未有的深入到私人领域的情感体验。因此，在这里我更愿意用吉尔·德勒兹（Gilles Deleuze）的情感（affect）来理解情感劳动。在德勒兹看来，情感是一种"情动"，是一种"存在之力（force）或行动之能力（puissance）的连续流变"，也即"情感因为际遇，因为同各种各样的对象发生感触而变化"（汪民安，2017：115），而正是人与人之间的情动（情感）构造了主体并最初串联起了一个共同体，也正是这种绵延的情动构成了人的生命本身（汪民安，2017：118-119）。为了叙述方便，我将护理员阿姨工作中的情感分为负面与正面两类，当然这两者有时也会互相转换。

从负面来看，不少老人跟我说，护理员这份工作除了不怕脏，还要能"吃气"。所谓"吃气"，指的是面对老人及其家属的误解或不尊重能够"忍气吞声"。当我就"吃气"一事问阿姨们时，她们纷纷表示确实如此，并强调刚来时经常会被气哭。她们日常遇到的吃气事件大致可分为以下两类。一是对护理员阿姨一直以来的偏见，不仅老人有这种偏见，就连家属也这样。首先，他们会认为阿姨就是佣人。院里曾有老人抱怨阿姨连佣人都不会做，还有人认为自己付了钱自然什么都该叫阿姨做。有次几位家属来院里看望老人，他们把房间里的水喝完后喊阿姨去打水。阿姨打完水回来，老人客气地说了句谢谢，不想其子女大声责骂了老人一句："谢什么谢，这是她应该做的！"其次，一旦少了东西他们就会认定是阿姨偷的。曾有一位家属来收拾老人东西时发现少了一件衣服，在没有任何证据的情况下她立马跑来办公室大骂并说是这里的员工偷走的，后来发现原来是老人自己把那件衣服收起来了，然而这位家属直到最后都没有表示任何歉意。二是老年男性对阿姨的"欺负"。他们有的是顺手揩油，比如阿姨给他们洗澡或路过他们身边时，他们会趁机摸一把。有的则是专门喊阿姨过去"帮忙"，比如有位老人洗完澡，要阿姨给他的双腿抹润肤乳，从脚抹到大腿；还有一位老人每天晚上都要阿姨帮忙洗屁股，洗完后还要在私处擦药膏，这天擦完后，老人说痒，要阿姨再帮他弄弄，阿姨当下就拒绝了并认为这是对她的侮辱。从以上养老院里颇为常见的事例可以看出，人们对护理员阿姨这一群体存有着某种误解，而这种误解实则源于社会大众对护理员这一职业及其整个服务行业失之偏颇的认知。把护理员称为"阿姨"，这本身就是对这一误解最好的注解。因为"阿姨"这个称呼，"一方面表明这一职业身份的专业性尚未确立，另一方面也反映了照顾工作本身公/私交叠的性质，市场化的照顾工作仍然被视为家庭内照顾劳动的一种衍生"（吴心越，2018：004）。但即便存在这些误解或偏见，阿姨们大多数时候仍是面带笑容、亲切地服务着老人。

　　再从正面来看，这里的阿姨或多或少都与部分老人产生了某种深切的情感关联，他们会互相关心、体谅。项阿姨曾做过一段时间月嫂，当我问及照顾小孩和照顾老人有什么区别时，她说最大的区别在于老人会与你互动、交流，时间久了就会产生感情。项阿姨曾请了年假回老家看望父母①，当有老人得知她要离开一个多星期时，忍不住哭了，并说舍不得她走。万阿姨在这里工作了十年之久，郭老师亦是在这里住了十年，一次郭老师正与女儿打电话，万阿姨远远听见了声音并问她是不是在跟女儿打电话，郭老师说女儿也听出你的声音来了。这种时间积累起来的熟悉、亲切程度并不亚于家人。另外，还有阿姨因家里生了小孩而辞职的，但之后也会在空闲时抱着小孩回来看望老人。在调查后期，我曾被阿姨们数次问到以后会不会想念这里的老人，常常

---

① 项阿姨不是上海人，但她嫁给了一位上海人。

我还来不及回答，她们就会笑着说肯定会想的。而这个答案事实上也是她们自己内心的写照。就像当我问及她们要是以后不做这份工作了还会不会想念这里的老人一样，她们也是不假思索地给出了肯定的答案。我尝试将这种深切的情感关联理解为一种共情式的情感。从老人的角度来看，阿姨们与老人的子女年纪相仿，有的老人会把她们想象成自己的子女，继而不自觉地对阿姨做这份工作表示同情与谅解，同时阿姨们每天二十四小时耐心的陪伴与照料也成了打开老人心房的钥匙。再从阿姨的角度来看，她们常说的一句话就是"人都会老的"，在这些老人身上，她们看到了自己未来的样子并对衰老的他人与终将衰老的自我表示同情。我们发现，事实上老人与阿姨互相都从对方身上看到了某部分的自我，一个指向与生俱来的血缘亲情，一个指向衰老与死亡这样的人类终极命题。在这个层面上，老人与阿姨可以说是形成了一个"无关意识形态，无关权力，甚至无关利益"（汪民安，2017：118）的情感共同体。即便 D 养老院禁止老人与阿姨间的物质礼物来往，这种共情式的情感也让他们得以建立起一种流动的、主体间性的、互相尊重的相处方式。

走进阿姨：她们的生活

那么阿姨们究竟是如何理解这份工作的，这对她们而言又有何意义？

在调查期间我一直住在护理员吴阿姨家。他们家共五口人，老夫妻加上一对小夫妻，还有一个正在上幼儿园的孙子。他们家很宽敞，是一栋三层的小楼房，家里的装修也很现代，像城市里精装修的商品房。叔叔阿姨和他们的儿子媳妇都在上班，因此家里经济条件不错。下班回到家，吃罢晚饭，全家会坐在客厅一起看电视、闲聊或出门遛弯。因小孩的学校离媳妇工作单位较近，平时接送小孩的工作都由媳妇负责，而阿姨除了上班外，主要负责家里洗衣、买菜、做饭等家务。其他阿姨也与吴阿姨状况差不多，与子女住在一起，家里经济条件不错，负责所有的家务。我一度很疑惑，阿姨们家里并不缺钱，护理员这份工作也很辛苦，而且回到家她们还要做家务，也就是说，对她们而言事实上并没有多少属于自己的休息时间，那她们为什么还要出来工作？

她们给我的答案是赚钱，而且赚钱的最终目的并不是为了自己，而是为了背后的大家庭，或者更准确地说是为了子女的小家庭，比如赚钱给自己买养老保险以减轻子女的养老负担、赚钱补贴给子女还房贷等。另外还有阿姨补充说，现在子女还没孕育下一代，有时间就出来工作，等到要管小孩了就不做了，不过可能等小孩长大些上学了再出来工作。可见她们余生的规划都是围绕着家庭及后代展开的。她们极少考虑自己的需要，即便是关乎自己未来的老年生活。当我问及以后如何养老时，她们大多表示并未认真考虑过这个问题，但有一点是肯定的，因为只有一两个子女，到时候子女要去照顾小的，她们也就只能入住养老院了。另外，她们还会表达对住在 D 养老院的老人的羡慕，因为这些老人大多有好几个子女，可以轮流来照顾、看望，而且 D 养老院相对价格较贵、条件较好，她们认为自己以后肯定住不起这么好的养老院。我以为在看过这么多老人的衰老与死亡后，阿姨们多少会呈现出一种不同于一般人的生活态度，比如摒弃各种家庭或社会赋予的角色、站在自我的立场上重新审视自己的人生、去做自己真正喜欢的事情等等。然而在我接触到的这些阿姨中，虽然她们也会感慨老来的不易、感慨人生如梦，但也仅是停留于感慨的层面，转过头，她们便又开始继续埋头苦干或继续"炫耀"手机里的孙子孙女。忙碌的她们从家里忙到家外，从一份工作换到另一份工作，没有时间与自己对话。

在此我并不是贬低阿姨们以家庭为重的价值观，这自然也可以成为一个人生命的全部意义，我也并不是否定这份工作的特殊之处，特别是其中存在阿姨与老人真诚的、无目的性的情感联结。我想要强调的是，在逐渐城镇化的农村地区，中老年妇女群体正在通过主动或被动的自我闲暇的剥削方式来实现代际支持（魏程琳，2015：142-163）。首先，城镇化的农村地区往往是以工业化为开端的，上文提及阿姨们之前的工作，很多都是在家附近的厂里，而工业化自然也就带来了退休机制，于是被迫"闲下来"的阿姨们一方面无法再回归农田，一方面又很难再找到合适的工作单位，唯有到处去找体力劳动的兼职。其次，中国农村以家庭为社会竞争单位，且改革开放以来经济实力已成为衡量一个家庭社会地位高低的重要标准之一。年轻一代的物质消费竞赛如买车、买房等，通过代际关系向父代家庭转移，而子女物质方面的成就往往也能给父代家庭带来成就感。再加上该地区一直以来较为温和的代际关系使得父代家庭也愿意倾尽全力支持子代家庭（魏程琳，2015：155-157）。再次，与城市相比，农村地区一直以来提供给中老年人闲暇活动的场所和设施并不多，他们普遍的休闲娱乐活动就是花钱少、不需要专门的设施或场地的项目（张恺悌，2009：123-138），如闲聊、看电视。而且农村中老年人文化水平相对较低，老年大学等文化设施更是匮乏，这也阻碍了他们提升文化素养、拓宽眼界。而工业化的农村地区重在经济的发展，自然更不会专门设置供中老年妇女闲暇娱乐的公共空间，于是这也就造成了阿姨们几乎无处休闲的境地。在举目可见的厂房间，在身边的同龄人都去各处兼职的背景下，她们自然也就选择了不停工作。

在 D 养老院工作的护理员阿姨们，即便每天面对着衰老与死亡，也无暇深思，始终围绕着家庭不停忙碌。事实上我接触过的 D 养老院的其他员工也大多如此，他们虽然会在老人的各种遭遇中感慨人情冷暖，但终究仍是为着后代、为着家庭而奋斗的父亲母亲、爷爷奶奶。在孩子甜甜的呼喊中，一切流过的汗水都有了价值。当那名只有上岗证的老护理员离职时，她是有怨言的，但她也知道决定权不在自己手里，甚至也不在养老院领导手里，而她能做的也只是默默接受这个决定，再默默离开。而当这批护理员阿姨变成老人时，她们能做的可能也就是默默接受子女的决定并入住某所养老院，带着些许抱怨、些许无奈。至于自己的死亡，可能就像吴阿姨看着婆婆的葬礼一样，火化之后，大家摘下黑袖章回到日常的工作与生活，逝去之人就这么走出了家庭。

结论　作为"人"的照护者

在探讨老年人的照护问题时，我们通常聚焦于更为弱势的老年人群体，护理员阿姨群体则往往只是以"照护者"的角色出现，所以有关这一群体的研究多关注并止步于她们的工作面向，比如技能的培训与习得、工作中情感的处理等。但事实上作为活生生的整体的人，她们有着各自的生活背景、人生经历，为什么她们选择做这份工作，为什么强调照护的专业性、标准性对她们来说是加大了工作的难度，为什么即便"吃气"，她们也还是愿意继续做这份工作，为什么她们未能从照护老年人的过程中反思自己未来的养老境遇。在尝试回答这些问题的同时，我们也得以看到护理员阿姨鲜活的"人"的一面。

凯博文（Kleinman，2019）在《照护：哈佛医师和阿尔茨海默妻子的十年》(*The Soul of Care: The Moral Education of a Husband and a Doctor*)一书中认为，对照护双方来说，照护其实是一个分享的过程，在这个过程中双方都付出并收获了关心、肯定、实际的帮助、情感的支持等，与此同时也得以重新认识自我并发展人性的一面。在他看来，作为基本的人际交往活动（essential human interactions），照护并不仅仅存在于对老人、病人的照护中，它更应该是一种广义上的需要被唤起、被孕育的发自内心的对他人的理解、关怀与善意。那么，当我们看到老年人面临照护问题并开始着手解决这一问题时，我们是否也应看到这批未来的老年人群体即护理员阿姨们所处的困境。退休制度的引入为工业生产源源不断地提供着新鲜血液，那些年岁渐长、无法适应高强度工业生产的人则被迫开始从事一些较为边缘的体力劳动，城镇化进程中农村地区的妇女就是其中尤为值得注意的一个群体。"幸运"的是，她们在家操持家务、照顾家人的角色被巧妙地纳入了服务行业，成为养老行业的主力军。然而，随着这一行业的规范化、专业化，她们将再一次面临失业的危险。忙里忙外的她们并没有闲暇也并没有机会与自己对话，她们的价值始终围绕着家庭与后代而成立，就像如今住在 D 养老院的绝大多数老人的当年一样，只是这里的见闻让她们早已做好了可能被"抛弃"的准备。阿姨们照护了家人、老人，唯独没有照护自己。

调查前期，我对阿姨们最深刻的印象就是辛苦。特别是到了夏天，她们一干活就满头大汗，这种日复一日的艰辛确实需要有爱心才做得下去。而到了后期我才真正意识到，她们对老人的爱心不过是在工作中自然生发的情感，但这并不足以成为阿姨群体的标签。她们做这份工作的初心是为了找到一份工作赚钱，自始至终这对她们来说也不过是一份工作而非事业。她们对老人的情感不可否认，但一味强调爱心这样正面的层面，只会使阿姨群体的形象变得扁平化。事实上她们只是普通的农村家庭妇女，她们也会埋怨老人的"难搞"，埋怨院里新出的规定，甚至还会埋怨在家做家务的艰辛。她们只是为了生计而不得不出来工作的普通人，并非爱心使者。我们更应该关注并思考的是这类问题：她们到了退休年龄后工作机会的多少，这些工作性价比的高低，她们未来的老年生活是否有保障，最后，在看清这些加诸在她们身上的结构性力量后，我们又能做什么。

参考文献

钱霖亮. 2013. 建构"保育员母亲身份"的挣扎：中国福利院儿童照顾者的情感劳动. 台湾人类学刊，（2）.

祁玮. 2018. 上海市"医养结合"下养老护理员队伍建设问题的研究. 上海师范大学硕士学位论文.

魏程琳. 2015. 阶层分化、消费竞争与农村老年人闲暇——基于浙江金村实地调查. 载于（美）黄宗智主编. 中国乡村研究第 12 辑. 福州：福建教育出版社.

汪民安. 2017. 何谓"情动"？外国文学，（2）：113-121.

吴心越. 2018. "脆弱"的照顾：中国养老院中的身体、情感与伦理困境. 台湾社会研究季刊，（110）：1-36.

张恺悌. 2009. 中国城乡老年人社会活动和精神心理状况研究. 北京：中国社会出版社.

Hochschild, Arlie Russell. 2012. *The Managed Heart: Commercialization of Human Feeling.* Berkeley: University of California Press.

Kleinman, Arthur. 2019. *The Soul of Care: The Moral Education of a Husband and a Doctor.* London: Penguin.

照护劳动中的情感、尊严与伦理：一项关于
养老院护工的人类学研究

● 张宁芯[①]

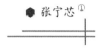

绪　论

研究缘起

社会老龄化的研究并不是一个新鲜议题。中国老龄化的进程自 20 世纪 90 年代以后开始加快，目前我国人口结构已经步入老年型，且老龄人口的比例呈现持续上升的趋势，预计将在 2040 年突破 20%。[②] 统计数据能够使我们直观地感受到在老龄化日益严峻的大背景下，社会、家庭和个体所承载的巨大压力。为了应对老龄化这一人类社会的共同挑战，不同国家、不同学科的研究者都在从各自的视角探讨我们将如何面对一个老龄的未来。

2017 年夏天我以研究助手的身份加入了一个由人类学者、社会工作者、心理学者和老年学者等组成的跨学科国际项目团队，研究议题聚焦于适老科技（gerontechnology）对老龄化语境下普通民众日常生活品质改善的意义。作为社科专业的研究生，我也开始思考如何将人类学的视角和方法用于针对科

---

① 　张宇芯，复旦大学人类学民族学硕士研究生。

② 　见背景资料：中国人口老龄化现状与趋势，http://www.cctv.com/special/1017/-1/86774.html.

学、技术和老龄社会问题的田野研究进而贡献自己的学术价值，从那时起我开始走进养老院，与社区和机构的管理者和护工们建立联系。我的研究初衷是希望通过人类学的实地观察挖掘机构照护与科技产品结合的可能性，但在参与机构实地观察和护工访谈的过程中，我发现虽然科技介入老年照护有望替代"人力"，但科技能否具有"人性"和"人情"仍是未知数。照护虽然是一项体力劳作，但日常照料中护工和老人所产生的情感联结是真实存在的，这也使我想起医学人类学家凯博文在《道德的重量》和《社会的热情》两本著作中所指出的，照护（caregiving）是一种道德体验，对他人的照护/被他人照护都让我们体验着一种道德生活（moral life）。照护的情境使人们参与到充满道德意义的社会关系中，而照护中的物质实践及其象征性都是我们所体验着的道德生活的核心（Kleinman，2006；Wilkinson and Kleinman，2016）。因此，人类学应当聚焦于照护实践中"人"的故事，并通过这些鲜活的故事去呈现我们日常生活的道德意义，力图改善每个人所面对的现实困境。

如果正如凯博文所言照护是一种道德的实践，那么作为被雇佣者的护工如何理解这项工作的目的和意义？他们又如何通过日常照护实践来构建自我和他者的道德世界？从这些问题出发，本文将站在人类学的伦理视角，通过检视护工的照顾劳动，去探究道德和伦理如何在养老院的日常实践中被塑造和理解。

文献综述

自 21 世纪初开始的人类学"道德转向"反思了社会学/人类学过分关注权力、资本或利益而缺乏对日常生活道德的深入思考这一现实状况，并提出要将对道德议题的讨论重心由社会性的规范和义务转向日常生活中道德主体的价值判断和选择（李荣荣，2017）。

雷天助（James Laidlaw）在 2002 年发表的题为"关于伦理和自由的人类学"（For an Anthropology of Ethics and Freedom）的演说中首次提出人类学应该建立新的伦理研究范式，并指出传统的社会学 / 人类学对道德和伦理的研究取向受到涂尔干等古典社会理论家的影响。涂尔干的"社会"概念源自康德的道德法则（moral law），而康德认为道德法是约束个体的绝对权威，人的行为都受到这套绝对权威的指导，因此，涂尔干的"道德"概念与社会的规则、信仰和价值观念紧密联系在一起。受此影响，在诸多人类学著作中"道德"时常化约为"文化""意识形态""话语体系"等概念。同时，涂尔干认为社会组织结构越完善，组织内的成员人数越多，个体对社会规范的服从意识就会越强烈，至于个体为什么选择服从或违背道德在涂尔干的理论中并没有令人满意的解释（Laidlaw，2002）。尽管许多社会理论家也曾提出能动性（agency）的概念来强调组织内的人也具有主体性，但能动性的概念依然依附于社会结构，主体性的服从或抗争都是参与社会结构生产和再生产过程（Laidlaw，2014）。在这样的理论范式下，能动性逐渐沦为社会结构的附庸。尽管大多数学者的研究都没能脱离这种"结构性能动"的窠臼，马林诺夫斯基却为我们提供了可以借鉴的范例。在他的著作《原始社会的犯罪与习俗》（1926）中，无论是作为特例存在的特罗布里恩人，还是具有普遍意义的"野蛮人"，都是能够进行价值判断和选择的自由主体，并且在实践中建构其意义世界，而人类学研究的目的就是要从日常实践中勾勒出社会生活的意义。

为了应对这种由社会规范向日常生活的"伦理转向"，雷天助和迈克尔·兰贝克（Michael Lambek）都曾提出新的理论方向。雷天助借鉴了福柯关于自我技术（techniques of the self）的论述。福柯认为道德是个体为了形成某种个人风格（self-fashion）而形成的实践的自由，因此莱德劳使用伦理（ethics）和自由（freedom）的概念，以区别于社会规范中的"道德"（morality）——伦理是个体通过语言和行为来表达的道德实践，自由则意指权衡道德结构和个体利益过程中的自主选择能力（Laidlaw，2014）。兰贝克则宣称我们应该由康德的"道德法则"转向亚里士多德的伦理观，用美德（virtue）取代责任（duty），因为美德是在个体的实践行动中形成的，而责任是由社会性赋予的（Lambek，2010）。

　　人类学者在进行伦理研究时，必须意识到道德和伦理的概念都不是完全客观独立的存在，而是由研究者和研究对象共同建构的。不同于哲学家和心理学家对道德和伦理进行的概念实验（conceptual experiments），人类学家需要挖掘日常生活中的经验材料，并且理解道德的主体是时刻处于道德意识和伦理实践的拉扯之中的（Fassin，2014）。

　　那么该如何理解"照护"中的道德和伦理？凯博文在他提出的"社会苦难"（social suffering）理论基础上认为照护是一种"道德体验"。伴随着社会医疗化（medicalization）的深化，生物医学仅仅关注个体生物性上的病痛，而忽视了人作为一种社会性存在所面对的复杂的道德境遇。饥荒、恐怖主义、政治变革等社会事件和创伤都会给个人带来"社会苦难"，疾病的身体背后可能隐藏着分裂的自我、复杂的情感、矛盾的价值观，而生物医学采用关注表象的、高度同质化的诊断和治疗手段，忽视了身体的多面性和道德的复杂性，无法应对"社会苦难"所带来的挑战。相比于生物医学对确定性的追求，凯博文认为我们应当正视照护中的危险和不确定性，这种后果的不可预知性使得照护成为一种道德的实践。照护者在照护的过程中经历着道德的自我培育和教化（self-cultivation），照护的劳动使我们成为真正人道的"人"（Kleinman，2009；2011）。

　　凯博文在《道德的重量》一书中，借助人类学的视角对日常照护实践中的"伦理"和"道德"加以区分：伦理作为一系列指向美德和正义的绝对道德准则，必须置于个体的道德实践中理解，否则可能脱离地方性语境而无法应对现实中的变化和不确定性。道德生活则是个体关于"对与错"的价值认知，只有将伦理嵌入个体的道德生活之中才能理解个体的伦理愿望（ethic aspirations）与社会道德事实（moral reality）之间的冲突矛盾。凯博文认为照护者必须在持续的照护实践中培养起自我对这种道德冲突的感知力，从而更好地理解被照护者的困境，并为其提供更好的照护（Kleinman，2006）。

　　在凯博文看来，伦理不是脱离实践的客观存在，道德实践必须建立在照护者与被照护者的关系之中。凯博文借鉴了伊曼纽尔·列维纳斯（Emmanuel Levinas）关于他者（the other）的哲学理论，并指出道德实践使我们在对他者的关照中发现了自我（Kleinman，2006）。一些学者也认为，在我们的生命历程中，特别是当我们的身心受创之时，照护实践发挥着制造、重塑和转变人格的重要功能（Kaufman and Morgan，2005）。

　　许多学者也提出过有关"照护伦理"的理论创见。卡罗尔·吉利根认为我们普遍接受的关于正义的伦理体系（the ethic of justice）强调公正和个体权力，具有明显的男性气质；而照护的伦理（the ethic of care）与社会建构中的女性身份相关，具有防止他者受到伤害的利他主义倾向，并可以通过对他者的照护来塑造自我身份（Gilligan，1993）。另一位女性主义学者内尔·诺丁同样认为照护伦理是一种关系伦理，建立在为他人的考虑之上，并提出照护者必须全神贯注地去理解另一个人的生活处境，并且通过内心的激励和切实的行动去设身处地满足他者的需求（motivational displacement）。在照护伦理中，照护并不是出于任何社会道德准则而必须（must）去做的事，而是发自内心的一种自我实现的需要（want）（Noddings，2013）。卡罗尔·吉利根、内尔·诺丁斯都认为照护伦理是正义伦理之外的另一种被我们忽视的伦理体系。不同于正义伦理强调一种普世的道德法则，将个体的行动与社会道德准则和价值标准相联系，照护伦理内嵌在人与人之间彼此关照的实践行动中。

安玛莉·摩尔（Annemarie Mol）也检视了在照护的语境下两种不同伦理体系背后的逻辑。摩尔认为在照护工作中存在着两种逻辑：选择的逻辑（the logic of choice）和照护的逻辑（the logic of care）。选择的逻辑是治疗的逻辑，也是生物医学护理所采用的普遍逻辑——护理的目的是治疗和痊愈。医生为病人提供几种可选择的治疗方案，然后将选择的主动权交付给病人。在这种情况下治疗方案成为市场化的产品，医生为疾病和身体提供管理方案，由病人选择并为之付费。照护的逻辑是让病人学会与疾病共处，并且在病人、家属和专业人士的共同努力下实现对疾病的自我管理，这是一个在日常的照护实践中经历反复塑造、协商并且不断修正的持续的过程（ongoing process），需要知识、技能和经验的持续投入。在照护的逻辑下，所谓"好的照护"（good care）并不是一系列理想化的原则存在，以"选择的逻辑"为代表的专业化的健康管理服务只是"好的照护"的一部分，而不是全部（Mol，2008）。

对于该如何理解"正义伦理"与"照护伦理"、"选择逻辑"与"照护逻辑"之间的关系，需要进一步阐述：两组相对概念之间并不是二元对立的，照护的伦理和逻辑并不否定治疗过程中所体现的社会公义和采取的医疗手段，而是强调照护的实践具有更深层次的复杂性。

马歇尔·萨林斯（Marshall Sahlins）在《石器时代经济学》一书的第五

章"论原始交换的社会学"中，通过对新涂尔干主义的反思，颇有创造性地提出慷慨、平衡和消极三大道义互惠交换模式。这三大模式的确是以在"初民社会"中进行的人际、亲族、村庄和部落等单元之间亲疏远近的社会距离考察为基础，但仍然为观察和解读当代市场化的照护劳动中经济理性与照护伦理的关系提供了一个视角，让研究者可以从事物的逻辑−意义属性与人们之间的关系构成的文化体系切入（Sahlins，1972：185-199）。因此当我们从照护的逻辑和照护互动的关系之中去探讨市场力量、社会道德、职业伦理之间如何互相形塑和影响时，就会发现照护既不是纯粹的社会正义的符号象征，也没有完全被市场化的经济计算化约为"商品"，这启发着我们去思考照护工作内部更深层的复杂系统，以及护工职业伦理在实践中的形成过程。

进入资本主义时代后，照护劳动在社会性别和消费主义的双重文化建构下已经成为一种遵循经济理性的市场化行为。同时，从护工的护理实践出发，现实中的照护工作存在道德层面的复杂性，而只有将照护劳动视作一种具身性实践，从日常伦理实践的角度出发，借助情感、身体、亲密关系等概念工具来分析护工日常工作中与被照护者之间建立起的互动关系，才能更好地理解照护劳动所面临的道德复杂性。

研究方法

本文借鉴了民族志的研究和写作方法，力图兼顾研究对象的主观叙事和研究者的参与观察来共同呈现养老院这一微观组织中护工、管理者、老人等不同角色的日常生活，并通过微型民族志的书写来理解不同行动者之间的互动关系，并在这种关系性之下进行对护工日常伦理的形塑过程的描述和解释。

在写作的过程中，我采用"浓描"的方式，对护工的伦理主体实践过程进行详细的描述，并对其行为背后的意义进行诠释。克利福德·格尔茨（Clifford Geertz）认为文化是一种符号，并且永远无法得到充分的理解。正因如此，民族志观察必须依靠被研究者所处的语境，了解事件参与者如何在人与人的相互关联，以及与特定时空内的社会整体结构的关系之中去认知自己的行为，"编织着自我的意义之网"（Geertz，1973：5）。在进行文化阐释时，本文时刻注意与理论和已有的民族志成果进行对话，在对话中寻找诠释和解读的视角，也在对话中挖掘田野点所呈现的普遍规律与独特之处。

在田野研究的过程中，我既是站在局外观察和访谈的研究者，同时也是照护的实践者。这些切身体验都利于我与护工和老人建立起更加深刻的互动关系，并更好地理解照顾作为一项具身性道德实践如何塑造了不同的道德主体。

照顾伦理的议题是一个相对较新的研究主题。道德和伦理既存在于每个人的观念之中，也呈现在不同主体的实践表达里。观念中的道德伦理往往表达了一种普世性的规范、文化和意识形态，这类似于韦伯所提出的"理想类型"，而实践中的伦理表达直接指向行动的目的和意义。在田野考察和写作时，我检视了观念与行动中的两套伦理体系，兼顾两种视角去阐释照护的道德世界的现实复杂性。本文所展开的照护伦理研究也希冀通过民族志的书写呈现一种对日常伦理实践的解释模式，并与有关伦理研究的不同解释范式展开学术对话。

情感背后：谁是护工？

本节以进入养老院开篇，介绍了 Y 养老院的基本情况，并对 Y 养老院的历史发展和组织结构进行了概述。之后将从国家管理部门的视角来阐释养老护理员的职业伦理是如何在国家话语和社会文化中被建构的，以及现实中的护工又如何形成对自身职业化身份的认知。

进入养老院

Y 养老院坐落在南京市一处中高档住宅片区内，是一家民办民营的养老机构。其所在位置闹中取静，街对面是幼儿园和小学，每天下午放学后都会传来孩童的嬉笑声，隔着一条街就是由菜市场、杂货铺和老旧小区组成的老城区，热闹繁忙。Y 养老院是一幢六层的楼房，一楼有一片不大的后花园，偶尔可以看见护工推着老人出来晒太阳。

Y 养老院的一楼是接待大厅、休闲活动室、护理中心、药房和浴室（男女浴室各一间），二至五楼是老人生活区，每层楼都有 20 间客房，分布在走廊两侧，共容纳了 175 个床位。考虑到老人可能活动不便，Y 养老院有一部电梯，每天老人们都要借助这部电梯去负一楼的餐厅用餐或参加日间活动。

2016 年初开业时，入住的老人都集中安排在二楼的房间。短短三年多的时间，175 张床位就几乎住满了老人，现在养老院仅剩下几张空床位。Y 养老院同时也承接着周边社区居家养老服务中心助餐、助浴等上门服务工作。作为市内的样板养老机构，Y 养老院自开业以来先后获得由省市级民政部门颁发的"4A 级养老机构""5A 级社区居家养老服务中心""省级示范性养老服务机构"等荣誉。

Y 养老院由一位院长行使统筹管理职责，护理部主任直接带领护理员队伍开展一线护理工作；医疗团队由一位驻院全科医生、一位医疗总监和若干名护士组成，负责老人的疾病监控、给药和康复治疗。在进入田野之时，Y 养老院的江院长将我介绍给护理部潘主任，潘主任是养老院日常护理的直接负责人，之后我便以志愿义工的身份在养老院开展参与观察。在此期间，我的"师傅"是六楼的护理组组长小杜。

在 Y 养老院，护理员按照楼层分组开展工作，每一位护理员大多数情况下都在固定楼层工作，一个楼层即一个团队。在 Y 养老院，我认识了 23 位护理员，也与院长、医生、护士们建立了联系。在与他们相处的几个月里，我整理出 Y 养老院的人员组织结构如下 ①：

院长：

华某某（男，董事会成员，负责对外交流合作）

江某某（女，执行院长，负责日常事务统筹管理）

护理团队：

护理部主任：潘某某（女，直接负责护理部日常管理工作）

护理员：

葛某某，男，江苏人，2年工龄，此前是工人，曾长期从事建筑行业。

许某某，女，安徽人，2年工龄，此前是家庭妇女。

王某琴，女，江苏人，2年工龄，此前职业不详。

司某某，女，江苏人，2年工龄，此前无业。

杜某祥，男，江苏人，2个月工龄，此前在上海做老年护理员。

杨某某，男，江苏人，2个月工龄，此前做过建筑工人、医院护工。

张某景，女，河南人，1年工龄，此前无业。

三楼（4人）：

张某云，女，江苏人，1年工龄，此前是包装厂女工。

朱某某，男，安徽人，8个月工龄，此前是矿工。

---

① 根据田野伦理的要求，对被访者使用化名，并对个人信息进行了处理。

周某某，女，河南人，1年工龄，后来离职。

王某娥，女，江苏人，1个月工龄，跟随六楼组长小杜学习。

（没有设置四楼）

五楼（4人）：

俞某某，男，安徽人，8个月工龄，此前是私营业主。

林某某，女，安徽人，1年工龄，此前是超市收银员。

张某凤，女，安徽人，1年工龄，此前职业不详。

申某某，女，河南人，11个月工龄，此前是企业行政职工。

六楼（8人）：

杜某，男，安徽人，3年工龄，毕业于某职业技术学校老年服务与管理专业。

俞某奇，男，安徽人，8个月工龄，此前是司机。

孙某，女，贵州人，1年工龄，此前职业不详。

林某某，女，河南人，1年工龄，此前职业不详。

陈某某，女，安徽人，1年工龄，此前在上海做杂货小生意。

毛某某，女，南京人，6个月工龄，此前职业不详。

王某平，女，河南人，6个月工龄，此前职业不详。

杨某，女，安徽人，1个月工龄，跟随六楼组长小杜学习。

医疗团队：

全科医生：程某某（女，退休后来到Y养老院工作）
医疗总监：蒯某某（男，毕业于医科大学）

护士：

怀某，女，1997年生，毕业于护士学校。

刘某某，女，毕业于护士学校。

续表

龚某，女，江苏人，在淮安就读护士学校，后来进入Y养老院工作。
李某某，女。
会员部：
袁某，会员部主任，女，1995年生，江苏人，毕业于某职业技术学校老年服务与管理专业，3年前来到Y养老院担任护理员，后被调往会员部工作。
庄某，女，江苏人，毕业于某职业技术学校老年服务与管理专业，2年前来到Y养老院从事护理员工作。
杜某，女，1997年生，江苏人，3个月前来到Y养老院，此前是银行前台。

在我国民政部网站上，关于养老护理员已经形成了国家职业标准，从护理员的基本文化程度、培训要求到工作内容和鉴定标准等都做出了规定。[①]相比于"养老护理员"这一新兴职业名称，我更愿意称他们为护工（care worker）。Y养老院的护工几乎都是从安徽、江苏、河南等地流动进入城市的，他们与配偶、子女或是父母长期分居两地。他们是这个城市的外来打工者，因为各种各样的原因离开家庭，也曾在不同的城市尝试过以各种各样的手段谋生。以下摘录一些护工的自述：

　　我1993年就出来打工了，上海的杨浦大桥就是我们建的，现在年纪大了，就找轻松点的活儿，我夫人也在这儿做居家保姆。我儿子在老家淮安，女儿在南京，我也想离孩子们近一些，就（从上海）回来了。

——葛某某

[①]　参见民政部网站 http://jnjd.mca.gov.cn/article/zyjd/ylhly/201003/20100300063434.shtml，2009-8-22。

我之前是在老家那边的包装厂做工，那个工作每天都是站在机器旁边低着头。我感觉自己颈椎已经不太行了，现在就来这边换个工作。我老公、两个女儿都在无锡，我也打算着去那边（无锡）工作。

——张某云

我以前在上海的医院里做过护工，但是医院的环境不好，这两个月先在这边（Y 养老院）做做看看，如果不行我还可以回去。我那边（上海）有认识的朋友，介绍工作不要钱，我什么工作都可以做。

——杨某某

我以前是司机，给领导开车的，但是年纪大了不行了。开车太累，尤其是长时间的驾驶容易疲劳，现在也不能熬夜开夜车了，我就下来了。我今年 52 了，慢慢也干不动了，反正能挣点就算一点。

——俞某奇

我以前是在石油公司开矿的。这几年公司效益不好，每天不出工，基本工资就只有 2000 多块。我不想干了，就出来打工。

——朱某某

我儿子考上这边的大学，我想过来陪陪他，就在这里（Y 养老院）找了一份工作。

——杨某

来到 Y 养老院之前，他们是工人、收银员、做小生意的个体户、家庭劳动者，他们只有非常有限的老年照护的经历，多数工作技能来自自己照护家庭和长者的生活经验或者在养老院接受的培训。对于他们来说，养老院的工作和其他任何打工方式没有太多不同，而作为打工者，他们从事的工作普遍与体力劳作、待遇低、社会地位不高、不稳定等标签联系在一起。

"请你带着一颗心来"

他们如何成为护工？成为护工需要符合哪些条件？虽然在问到为何选择来 Y 养老院工作时，几乎没有人给我一个"符合职业伦理"的答案，但这不代表护工们没有领会到这份工作的特殊性，因为这是一项需要用"心"的工作。二楼的护工葛师傅就曾向我提起自己照护父亲至临终的记忆：

做我们这一行别的没有，就是要有爱心，首先你要是一个孝顺的人，你只有孝顺自己的父母，才可能孝顺别人的父母。像我自己，我是家里唯一的儿子。我父亲生病的时候，女儿都没在身边，我只能辞了城里的工作回家。我照顾他老人家整整两年，直到他去世。我自己觉得作为儿子，我是问心无愧的。

——葛某某

葛师傅是护工中资历最老的男护理员。在 Y 养老院的 23 位护工中有 7 位是男性（30.4%），其余全是女性。工业化社会将私人生活分割成了完全相互独立的公/私领域，使分属不同领域的工作具有了社会性别。与家庭劳动相关的工作具有了传统的母性属性，因而养老护理员的工作多数由女性承担，同时她们也承担着自己家庭的照护责任，并未完全从私人生活脱离。Y 养老院的女护工中也有相当一部分人原来就是自己家庭的照护者。当子女有了工作和家庭后她们便出来打工，或是一边陪读，一边打零工。如果家庭需要她们重新回归，她们就必须回去承担家庭的责任。在我田野期间，有两位女护工因要回老家为儿女操办婚礼而请了一个月的长假（许某某、张某景），另一位女护工（毛某某）因为丈夫住院动手术突然离开养老院。许阿姨回老家二十多天后又重新回到养老院，她笑着和我说："我走之前我老公还有点不开心哩，本来说回家一个月，结果我提前就回来了。这边兄弟姐妹工作也挺辛苦的，他们在微信上和我说，问我什么时候回来，我想想就回来了。"

Y 养老院的护理员职业化程度不高，许多从业者的社会身份都处于公私混杂的地带，由此可以发现养老护理员的职业伦理是从家庭私人领域的情感和经历中迁移至工作场域的。因此，虽然社会性别的建构是塑造护理员职业化形象的重要因素，但不少男性在成为护理员时也会强调这份工作的情感属性，并与诸如孝顺这样的中国传统道德观念相联系，正如护工葛某某所说的"首先你要是个孝顺的人"。这就使养老护理员的职业伦理具有了天然的、与亲属制度相联系的道德属性，它并不一定与社会性别的建构相关，而更趋向于传统儒家道德的家庭观念。护理员需要具备的是一种与生俱来的照顾本能和道德自律。

在 Y 养老院，护理员的就业条件相对宽松，民政部规定的"基本文化程度初中毕业""具备老年护理基础知识和相关法律、法规知识"都被允许通过后期的培训来加强，而有"心"是能够胜任这份工作的最重要的前提。如果一个人具有愿意为他人付出关照的"心"，那么他就是天生的照护者。养老院负责招聘的杨某向我解释过护理员招聘的要求：

　　我们认为，对这个行业（养老）有比较高的认可度是最重要的。认可了，你才有热情和耐心去做这件事。这几年，我们护理员招聘的年龄限制是男性55 岁以下，女性 50 岁以下。招聘年龄大一些的护理员会更好，因为他们有更多照顾他人的生活经验。就算你基础差一点也没事，最重要的是有这份心，上岗后我们会安排培训和考证的。

成为一个护理员，你并不一定需要丰富的护理工作经验。在 Y 养老院里，专业技能的高低并不是衡量工作质量的最重要的因素。五楼的申阿姨和我回忆起一件让她深受触动的事情：

有一次我要坐电梯下去，华院长要上楼，我们正好在电梯里遇到了。我就和他聊了，说了我们工作的情况。他特别耐心，在电梯里听我把话说完。我和他接触不多，但是有一次员工大会让我印象很深。他说："如果你来，请你带着一颗心来，如果你没有带心，那么请你不要来。"我当时特别感动，我就觉得这个院长很好，我觉得他就是能把这个事情做好。

——申某某

民政部的网站显示，"爱心护理工程"已被纳入国家的"十一五"规划，其宗旨是"帮天下儿女尽孝，替世上父母解难，为党和政府分忧"。全国各地的爱心护理院将对护理从业人员进行规范化的培训，这将从根本上改变我国大部分护理员专业知识水平较低、未经过专业化培训的现状。[1]民政部对养老护理员职业道德的规范包括"2.1.1 职业道德基本知识"和"2.1.2 职业守则"两部分，相关的明确规定只有三条：（1）尊老敬老，以人为本；（2）服务第一，爱岗敬业；（3）遵章守法，自律奉献。在操作层面，Y 养老院将护理员的

---

[1]　参见民政部网站 http://jnjd.mca.gov.cn/article/zyjd/ylhly/201004/20100400070857.shtml。

职业伦理写在护理员岗位职责"22 条"中，其中一条就是"照顾老人要周到，对每一个老人的护理要充满爱心"。

从国家和组织规范的角度去审视老年护理的职业伦理，护理中最重要的是爱心，那么如何理解我们日常所说的"心"？中国的传统家庭主义认为家庭利益高于个人利益，且个体对家庭成员具有强烈的责任感，这是与西方个体主义相对的一种价值观。家庭主义也是中国现代化的一种有效策略。一方面家庭作为福利提供者，是国家治理工具的一部分；另一方面孝道成为一种文化资产，承担了养老公共服务的一部分（Yan，2018）。无论是从国家政策视角，还是机构组织视角，养老护理员的职业伦理规范都由传统家庭主义的道德规范引申而来，"尊老敬老""自律奉献"等都强调在传统家庭和社会中对父母及长辈的孝心和责任。进入养老院的语境后，这种孝心变成了"爱心"，对家庭成员的强烈责任转化为了奉献精神。

在我国传统的社会道德规范中，对"心"的论述并不少。回溯孔孟对人性和道德的解读，孔子认为"性相近"，孟子坚持"人性善"，认为"恻隐之心，人皆有之；羞恶之心，人皆有之；恭敬之心，人皆有之；是非之心，人皆有之。恻隐之心，仁也；羞恶之心，义也；恭敬之心，礼也；是非之心，智也。仁义礼智非由外铄我也，我固有之也"。对"心"的强调其实承认了照护属人的天性，因照护他人而产生的情感唤起是所有人的本能，也是一种社会理想状态，于是社会文化建构下的护理伦理与中国传统"老吾老以及人之老"的尊老敬老文化紧密联系在一起。因此，在国家和组织视角下护理员的职业伦理是承接了传统文化和道德观的产物，是将传统美德从私人家庭领域迁移至社会公共空间的过程。

"孝顺"的概念既根植于传统的儒家文化，同时也受到国家话语的影响。

艾秀慈在其主编的《孝顺：当代东亚社会的实践与话语研究》一书中贡献了许多东亚文化语境下关于孝顺实践的鲜活的田野资料，并在序言中阐释了"孝顺"为何在东亚地区一直是人们所奉行的美德。艾秀慈认为，孝顺虽然长期被认为是人的自然天性，但奉行并实践这种文化传统的背后其实有利己主义的因素：通过践行孝顺的美德，我们构建着自我，使其作为一个可以被依赖、信任和尊敬的社会形象；如果我们不践行这套文化标准，就可能损害自我形象而受到社会的谴责和制裁（Ikels，2004）。因此，"为天下儿女尽孝"这一话语体系中，护工受到了一种道德使命的规训，国家借助传统的力量塑造了养老护理员这一职业无私奉献的高尚形象。

"感觉自己的知识浪费了"

尽管养老护理员的职业道德规范与尊老敬老的传统文化以及家庭主义的延续有关，但是现代社会对"老龄"行业的社会认知现实似乎呈现着一种反向的矛盾，即认为从事养老行业的工作的社会地位是较低的，这也导致了护理员对自身职业身份认同的不确定。尤其对于年轻一代的护理员来说，他们受到了这种普遍社会认知的影响，这进一步影响了他们对自身职业发展的规划。

在 Y 养老院的护理员团队中，有一位很特殊的成员。他是六楼的护理组组长，出生于 1995 年的小杜。小杜是 Y 养老院最年轻的护理员，毕业于某大专职业技术学校老年服务与管理专业。在田野期间，我一直跟着小杜"学习"。小杜是护理团队中最年轻也最受重视的员工，按照他的话说，"我的工资是这里最高的"。除了六楼的护理工作，潘主任还让他同时负责三楼和六楼护理团队的管理。

　　Y 养老院自 2016 年起成为某职业技术学校老年服务与管理专业的实习基地。在 Y 养老院，与小杜一样来自这所职业技术学校的护理员曾经还有三位：小杜的师姐刘某从一线护理员走上副院长的岗位，后来去了另一家连锁品牌养老机构的新分部当院长。小杜的另外两位同学袁某、庄某目前仍然在 Y 养老院工作，但先后调去了会员部，不再从事一线护理工作。小杜这样和我解释为什么只有他一个人继续留在护理部：

　　会员部的袁某和庄某以前也是和我一起从护理员做起，她们工作都很出色。院里为了留住年轻人，就把她们调到会员部了。我是个男生，被继续留在护理部培养。院长和潘主任还是很器重我的，想把我作为院长种子培养。我在基层可能再干几年，之后也想去行政管理岗位。

　　会员部的日常工作包括接待来访参观、后期与入住老人或其家属签署入住合约，并接洽老人入住等事宜。会员部总共有三人，袁某现任会员部主任，另外两位员工要轮流组织每天上午的老人日间活动，有时候也会上楼巡视老人的情况。会员部的工作制服与护理员不同，她们穿着白衬衫、黑西装裙和黑皮鞋，而护理员的统一着装是绿色 T 恤和白色长裤。在一次与会员部杜某的闲聊中，她提到自己瞒着父母，不敢和爸妈说自己在养老院工作，"袁姐工作这么多年了，回家也从来不和家里人提自己的工作"。Y 养老院的年轻护理员不多，而且越来越少，从刚开业时的四个年轻人到如今一人留守。为什么照护他人的劳动，甚至在养老院工作被年轻人认为是不值得言说的工作？

　　在一次 Y 养老院组织的家属会议上，家属们提出了许多护理意见，并且多次提到希望院里重视像小杜一样年轻的护理员，让更多年轻人参与到老年照护的工作中。家属对护理员年轻化有自己的偏执；许多老人常常亲切地称赞"小杜"，却将那些年老一些的护工唤作"服务员"，当我一段时间内常常出现在 Y 养老院与护理员们一起工作时，也偶有老人关切地询问："你那么年轻，读了那么多年书，就来做这个？"

　　某天一位新来的护士小刘正搀扶一位爷爷练习行走，她对我说，"感觉（护校）毕业之后来这里有点浪费了，很多知识用不上，反而做很多琐碎的事"。在 Y 养老院内部，实际上也存在着一种上层专业主义和底层护理文化的界限和区隔。我在一次田野观察中发现了隐喻着养老院内部隐性等级制度的场景：某天下午 Y 养老院的月度总结会议在一楼的老人活动室进行。会议开始前活动室前排区域放着两排有靠背的座椅，后排放着四排无靠背的座椅。最早到达活动室的是几位身穿白大褂的医生，他们自然地坐在前排有靠背的座椅上，后来陆续到来的护理员在前排有空座位的情况下依然自动往后排坐，直到所有的护理员都落座后排，会员部的员工主动选择了坐在前排空座椅上。尽管要求全员到场，护理员仍由楼层代表参加会议，"楼上不能没人，赶紧的，一会儿我还要上去忙，有事等着我"。这个细节使我留意观察了养老院中的身份等级和认同，以医生、护士为代表的"专业"和以护工为代表的"非专业"区隔已经成为养老院中的隐性文化，尽管后者在日常照护工作中投入的时间、精力和情感并不一定少于前者。而在年轻的护理员看来，如果能够在会员部或行政部门从事基层工作，也象征着职级的上升，因为在养老院从事专业服务的医生、护士和管理者具有更高的权威性。

　　由于 Y 养老院护工人数有限，护士也时常被要求从事一些如喂食、清洁或是陪伴的照料工作，因此护士小刘在搀扶爷爷行走时才会有所"抱怨"。作为具有专业知识的服务者，当与护理员之间的身份界限变得模糊，她们自身的情绪也受到影响。我在与会员部的杜某闲聊时也发现了这样的现象："有时候我们会员部上楼帮护理员照顾老人，护理员却觉得我们是理所应当的。其实我们也有自己的工作要做，这些帮忙都是义务的。"从小杜对自己职业发展的规划中也可以看出，护理员的工作虽然有意义却不是长久之计，因此"还是要往管理方向转"。

詹森·丹尼利（Jason Danely）在一篇有关日本老年护理的文章开头引入了一段生动的描述：一位 85 岁日本老奶奶松田负责某个街区的垃圾分类监督工作，每天早上检查住户们是否在规定的时间和地点投放特定类型的垃圾。她留着一头年轻稚气的灰色短发，脸上常露出温柔的微笑。与此同时，每两周松田都在自己家门口等待一辆白色小货车接送自己去当地的日间照料中心。这辆小货车每次都沿着规定路线按时接送街区的老人到达指定目的地（日间照料中心），"这似乎只是某种巧合，每周某一类的垃圾都被搜集并运送到垃圾处理站"（Danely，2016）。

这些现象背后隐喻着一种普遍的社会文化对"老龄"的意义建构，社会医疗化将疾病和身体客体化、问题化。当老年与各种慢性病和退行性疾病相关联，这些有缺陷的、衰弱的身体也被异常化。老年人具有"身体的负面性"，衰老的身体与其社会性的存在相分离，其主体的身份和人格也往往遭到贬损，从事老年照护工作的护理者因此也成为边缘化群体（Twigg，2000；吴心越，2019）。同时，老年照护也常常与令人厌恶的、有损体面的"肮脏工作"（dirty work）联系在一起（Huges，1962）。在阿什福斯和克莱纳（Ashforth and Kreiner，1999）的定义中，肮脏工作的第一个维度是客观性的肮脏，即与污秽、体液、死亡的身体接触；第二个维度是社会性的肮脏，如处于卑微的地位侍奉他人；第三个维度是道德性的肮脏，即与社会主流价值观不符（吴心越，2018）。老年护理工作满足前两个维度的"肮脏"，却在道德性上具有优越性，因为关爱长者是与传统道德观念和社会理想相符合的。这就体现了一个现实的道德悖论，即关爱和照护长者的责任和义务是被主流价值观所认可的高尚行为，与此同时，社会却贬低了这些从事老年照护工作的护工的职业尊严和社会身份。

谁是护工？

养老院护工由两个群体构成：其中一个群体是从乡镇和农村地区进入城市的打工者。他们的年龄集中在 40—55 岁，文化程度偏低，从事护理员之前没有接受过系统的养老护理培训，对养老护理行业的认知接近于保姆、家政工人之类的传统照护劳动。因此他们的职业选择具有灵活性，养老护理员只是他们打工生涯中的一站。护理的工作与其他打工职业相比似乎是更轻松的，因此许多人放弃了从前的辛苦工作来到了养老院。这与照护劳动在社会分工中所处的地位有关：传统"照护"被认为是属于家庭内部的责任，是不需要经过后天训练就可以具备的能力。社会分工的文化同样体现在护理员中的女性居多，她们同时也是自己家庭的照护者，因此随时有回归家庭的可能。

另一个群体是刚从学校毕业的年轻护理员，他们是 85 后、90 后，在职业学校接受了三年的养老护理职业培训，并且在校期间获得国家职业资格证书，之后顺理成章进入各大养老院工作。按照他们的话说，"我们找工作基本不愁，市场上的养老护理员很缺。学校也与各家养老院有联系，为我们提供了很多机会，我们这个专业的学费都是有补贴减免政策的"（杜某）。这批年轻人在进入养老院后迅速成为护理一线的得力员工，在养老院中的职业发展前景也很好，他们普遍的职业期望是经过几年的一线护理训练后转向护理主管和管理层的岗位。

在官方话语中，护理员需要提高文化素质和专业技能以服务于国家的公共福利事业，满足老龄社会的需求；在养老院组织层面，护理员人数关系到服务规模，也与养老院的盈利能力和机构评级相关，因此"只要能招到人，后期也是可以培训的"。在官方话语中，护理员是专业规范的"高尚"职业，养老院也希望专业的护理团队能够稳定化、年轻化以满足老人及其家属的期待。而现实的状况是，无论对于进城务工的护工，还是专业的年轻护理员来说，这份职业都可能是一份"临时工作"。他们在日常工作中努力借助"爱心""奉献"等社会道德规范进行自我的规训，但他们被肮脏文化建构的身份标签却是一直存在的。在下一节中我将着重论述道德上的高尚情感对于护工自我身份认同的重要意义——他们通过对道德高尚感的强调来形成对照护工作"肮脏性"的一种对抗。

情感亲昵：尊严的自我塑造

詹森·罗德里格斯（Jason Rodriquez，2014）在民族志著作《爱的劳动：护理院与照护工作的结构》中有对护工情感运用的专门论述。他认为情感的运用也是一项工作策略，护工通过情感的控制赋予自己的劳动在社会语境下更加正向的意义，同时规避这项工作的负面舆论。詹森通过大量实例论述情感劳动如何成为一项通过不断尝试和试错而习得的技能，并且帮助护理员建立了职业尊严和自我认同，同时，护理员也会运用情绪的管理来获得老人对其工作的服从。本节将论述在养老院科层制的组织制度文化内，护工如何借助情感上的亲昵来塑造自我的职业尊严。护工的护理伦理是在主体性的身体实践中形成的，有时甚至会突破制度的边界，通过"做得更多"来展现自我的道德高尚，并在这种语境下建构自我认同，而不仅仅将自己视为一个服从组织性的角色。

脆弱的他者

护工的自我尊严建立在被他人需要的感知之上。照护工作涉及一个转化价值观并且转换主体性的持续过程：维持生命是社会福利最广泛的道德目标，护工通过照护他人，将这一道德目标的价值转换成接受其照护的老人的幸福感。这种转换需要专注和共情的技巧，也生产着护工的主体意识（Mattingly，2014）。借助伊曼纽尔·列维纳斯有关存在和他者的哲学理念，可以使我们更好地理解护工的主体意识是如何在承认"他者的脆弱性"的基础上被生产出来的。列维纳斯认为哲学是关于爱的智慧，同时将伦理学视为第一哲学（ethics as first philosophy），并将自己的伦理观置于与他者相遇的语境下，认为对他者的责任是主体性存在的根基。列维纳斯反对将他者客体化，并强调他者不是主体性形成后的衍生物，也不是通过主体性才被认识的，而是在与他者相遇时我们确知了自己主体性的存在（Levinas，1969）。

作为"肮脏工作"的照护劳动本身包含一种双重脆弱性（vulnerability）。一方面根据列维纳斯的理论，护工面对着"他者的脆弱性"，即被他们照护的身体和心灵也是衰老的、脆弱的、处于危险之中的；另一方面护工的身体和情感承担着对他者的责任，同时也承受着精神的紧张和压力，因此护工在日常的具身性实践中建构起自我与他者之间有关"脆弱性"的共情想象（Danely，2016）。朱迪斯·巴特勒（Judith Butler，2004）也指出列维纳斯的伦理观是在与自身和他者的双重脆弱性抗衡。自我的伦理观时刻处在与恐惧和焦虑的情感的斗争之中，并确保个体不会做出伤害（他者）的危险行为。在护理的日常实践中，护工对老人的脆弱性产生了移情，通过这种共情的方式将老人想象成"需要照护的弱者"。这种情感投射既是通过建立情感亲昵的纽带使自己的工作具有积极正面的价值感和尊严，也是在上一节曾提到过的道德性上的高尚。在某些时刻，正是这种道德优越感让护工对自己的职业和身份产生了更深的意义感，以抵消"肮脏工作"带来的负面影响。

田野期间的某个下午，Y养老院唯一的一部电梯因检修停运。按照养老院的规定，这天下午应当由护理员安排二楼的老人们下楼洗澡。① 因为不知道电梯检修恢复的时间，二楼的护理员们在商量办法：

葛某某：怎么办，电梯从中午开始修，也不知道啥时候好，我们老人都等着洗澡呢。

司某某：不管怎样，今天一定要洗。明天轮不到我们，其他楼层的（护理员）也不会让我们时间，要不让她们在二楼自己房间洗？

张某景：（犹豫）每个人都在房间洗那多慢，像我们平时那样一个人负责在楼下洗，一个人把洗好的（老人）送上来，再送一个（老人）下去，要不然不洗得累死人了。

司某某：那怎么办，电梯也不好，不管了，就安排在楼上洗，（问轮椅上的奶奶）我们在自己房间洗好不好？（奶奶摇头，大家劝说无果）

---

① Y养老院实行交叉洗澡的制度，每周一、三、五下午安排二、五楼的老年男性和三、六楼的女性洗澡，每周二、四、六安排二、五楼的女性和三、六楼的男性洗澡。

葛某某:（不耐烦）哎你这样不行，我背她（奶奶）下去，（俯身对奶奶说）我背你下去洗啊老人家，好不好？（奶奶点头）好，--会儿我背你，你要抓紧我，我们下楼去洗澡，（对司某某说）你帮我扶着，我背下去以后，你再把轮椅送下来。

经过一番商量，葛某某就背着奶奶下楼去，一位女护工也跟着下楼帮奶奶洗澡。不久这件事情被院长和护理部主任知道了，潘主任立即赶到二楼制止了护理员的擅作主张，并且阻止他们继续用这种方式运送老人下楼洗澡。葛某某对此很不满:"主任，那你说怎么办。老人不能不洗澡，明天又轮不到我们，难道两天都不洗？"潘主任再次声明了这样操作可能存在的安全隐患，并告诉护理员这种情况下一次绝不可以再发生，"不能洗澡可以想其他办法，比如温水擦身"。

护工葛某某可能遭受来自上级的指控甚至是家属的投诉，但他依然采取了更加冒险的方式。提起这件事他依然有怨言:"我背得满头大汗，就为了老人能够洗个澡，院长她们都说我做得不对。"同样地，当护理员俞某某将更多的时间投入在某一位需要特殊照料的老人的身上时，自己的工作量也会增加，但是楼层的工作任务是不会减少的。

这个爷爷刚刚送过来的时候每天昏睡。儿子第一天送过来，就再没来过。（老爷子）刚刚做完中风的手术，身体很虚弱。老爷子的家里人不孝顺，我看了他的指甲，都这么长了（比划），没有人帮他剪，指甲长硬了就不好剪了……我听他说自己是山东人，我就让厨房给他下面，他每天能吃好大一碗，现在精神好多了。我几乎每天专心服务他一个人，但是还有别人要服务，我根本没机会坐下。

——俞某某

在养老院里额外的工作并不是个别现象，一方面养老院的收费标准随着护理等级的提高而增加，但护理部要求护工做到"先满足需求，再提升照护等级"；另一方面，老人的状况千变万化，无法将所有的可能情况都制定成为等级的"标准"。

我们不能根据护理的等级去衡量自己的工作，老人有这样那样的需要，你能不管他吗？我们看着也过不去，总想着尽可能让他高兴。

——杜某

六楼的护工孙阿姨也曾向我展示自己为奶奶做的简易辅具。"奶奶的手不受控制了，总是蜷成一团。长期这样下去，就和褥疮一样，她手心皮肤会受伤的。我用空的玻璃罐子外面包上一层棉布，系在她手上。她这样握着，就能改善了"。护工所承担的额外工作并非来自养老院的规定，也并非单纯为了达到绩效考核的要求，他们设身处地为老人着想似乎都成了自发性的习惯。

护理的职业伦理在护工的日常实践中被不断生产，护工有时愿意付出超出工作限度的时间、精力和情感去服务老人。在养老院，职业伦理并不只是写在员工守则中的规定条例，还是护工每天在护理中所践行的"日常伦理"（ethics of the ordinary）（Lambek，2010）。日常伦理体现着护理工作所应当具有的人道主义精神，护理员将他者的脆弱性置于自身的脆弱性之前，并在这个过程中塑造着自身的身份认同和职业尊严感。通过"做得更多"，护理员也对被照护的老人产生了一种情感亲昵。虽然超越组织边界的行为可能增加护工工作的风险性和脆弱性，但是在某种程度上，通过共情的建立，护工不再只是照护的机器。共情的照护使被照护者成为"更完整的人"（whole person），不再只是客体化的身体，还是具有社会性人格的个体。下一小结将论述情感亲昵如何践行着一种"照护的逻辑"，同时护工也成为被照护者的情感代理，参与塑造着他者的道德人格。

照护的逻辑

在老人的日常护理中，特别是针对需要治疗和康复的慢性病老人，存在着两种实践的逻辑，第一种是选择的逻辑，第二种则是照护的逻辑。选择的逻辑普遍存在于现行的医疗体系中，医生与病人的互动关系就遵循着这种逻辑。选择的逻辑认为治愈（cure）是治疗的目的，医生通过各种指标测量、仪器观测诊断并确诊后，会为病人提供几种可选的治疗方案。这些方案明码标价"等待"病人选择，而医生只是提供选项，不再关注病人的选择过程及预后阶段可能面对的社会和道德风险。反观照护的逻辑，它建立在照护（care）的实践之上。照护比治愈的概念更广阔，它不仅包括诊断、治疗以及病人选择方案，它同样关注选择之后的事情。从这种逻辑视角出发，照护的过程不再是单向的，而是互动的关系，病人／被照护者时刻处于主动诉说、表达并且获得反馈的对话之中（Mol，2008）。广义的护理是一项涉及生活照料、医疗康复、心理护理和临终关怀的综合性技术。在养老院的场域中，我们也常能发现"选择的逻辑"与"照护的逻辑"相互缠绕在一起。根据田野中一次送医事件的记录可以来体现这两种逻辑的内涵。

医生说让雾化，就是治标不治本。老头子咳嗽一个星期了也没见好，再多的痰也消了。他家人来，我和他们商量要送老人去医院查一查……医院查出来是肺炎，都肺炎了，你说雾化有什么用？

——葛某某

在护理员葛某某将老人送医院的前一个礼拜，陈医生曾经来房间问诊，老人痰多，一直咳嗽说不出话。

陈医生：痰多是不是？

（老人一直咳嗽，说不出话）

陈医生：痰多，那怎么办？

葛某某：好几天了。

陈医生：要不就做雾化，啊，好不好？（问老人）

（老人咳嗽说不出话）

陈医生：我来打电话给他家里人。

（出门打电话，过了一会儿才回来）

陈医生：今天开始给你做雾化啊，你儿子同意了。

（一个礼拜后，老人的状况不见好转，护工葛某某陪同老人就医）

从上述医生的诊疗过程中，我发现，老人始终处于被动的状态，最终通过医生的转述由"不在场"的子女为其做出决定，即医生在老人无法自我表达的情况下，通过告知子女及其家人，默认亲属知情就能够代表老人做出选择。尽管家属与老人相处的时间可能远远少于老人身边的护理者，但亲属关系就是代理权的合法性基础。在亲属代表老人做出选择之后，诊疗的过程就已经结束了，这里体现的就是医生所采取的选择的逻辑。而护工葛某某在照护的过程中与老人、医生、家属保持着交流和沟通。作为老人日常起居的照料者，他通过老人平时的习惯、语言和手势一直在观察着老人的身体状况。长期的护理关系使护工为老人建立起关于老人身体和心理情况的"日常档案"，代表老人传达意愿并做选择。他不断帮助老人协调着治疗方案，这里体现的是照护的逻辑——为老人做出更合适的选择，同时关注之后老人的状况并进行持续沟通。

护工葛某某的行为虽然逾越了驻院医生和养老院规定的就医程序，但他将这种突破规则的行为视为一种职业伦理的展现。护工葛某某曾经向我提过自己在乡村卫生站接受医疗知识培训的经历，"那时候我去参加培训，基本的知识我是懂的，比如之前有个老人半夜突发癫痫，我当时就给他控制住了"。护工葛某某特别强调自己也具备基本的知识并且会将其应用在日常的护理之中，而在加拿大一家老年护理院发生的情况也很类似。护理院中职业护士（registered nurse，RN）与护工（nursing assistant）在工资待遇、社会保障和专业认可上存在着差异，而护工则更愿意称自己是"健康照护者"（health care worker），并特别强调自己的工作虽然是日常的清洁打扫、喂食照顾，但却不是人人都可以做的（Armstrong and Armstrong，2005）。由此可见，护工通过强调自己具有能够为老人提供关照的知识和能力来建立强烈的职业尊严感。

"选择的逻辑"发轫于现代生物医学体系，却也在通过专业化的手段渗透进入照护的市场。美国人类学者南希·芳娜（Foner，1994）在20世纪90年代对养老机构进行了田野调查，并用韦伯的"铁笼"借喻养老院的现行管理制度。通过高度专业化和程序化的照护方式，禁止分享人生故事、多余的身体接触、收礼物成为规章制度（Stone，2001）。摩尔（Mol，2008）也正是在西方主义的语境下提醒人们警惕"选择的逻辑"的局限性，以及在这种逻辑下照护劳动的主客双方都将被物化，护工与老人之间的劳动关系也可能成为养老院体制文化下的一个象征符号。管理主义和专业化制造着区隔和屏障，忽视了被照护的身体与心灵的不可分割。在"照护的逻辑"之下，护工与被照护者的情感联结也使老人成为一个更完整的人，而不只是被服务的对象、被治疗的身体，同时尽可能通过沟通互动的方式来彰显老人对自我健康生活的意愿、期望和选择权。

在 Y 养老院有一部分护工将病人视为亲人，从语言、动作及身体接触等方面有意制造一种情感亲昵。"他们的亲人就是没有时间照护老人，所以才找到了我们来帮他们照护，我们就要把老人当成亲人。"（孙某）当老人情绪化、闹脾气或者拒绝护工提供的服务时，护工孙某也会用这样的话术来进行劝说。在对失智和失能老人进行护理时，护理员往往会与长者家属建立起更深刻的联系，他们通过追溯老人的过往生命经历，积极与老人"沟通交流"。

六楼的刘奶奶一辈子是省里搞测绘的研究员，年轻的时候能力很强。夫妻两个人都是高级知识分子，有一个女儿。后来女儿去世了，老两口把所有财产都给了侄子。现在这夫妻俩都已经出现认知症的症状。奶奶情绪很不稳定，我们平时就尽量不提她女儿，多和她说说侄子是个孝顺孩子，让他们安心在这里享福。

——孙某

伊莲娜·布赫（Elana Buch，2013）在一项对芝加哥老年护理的田野考察中同样指出，护工为了维持被照护者的人格，在实践中发展出了一套具身性的共情能力。通过重复操演和实践，以及对老人的记忆唤起和日常习惯的维系，他们能够想象并且重塑老人的社会与感官世界，并且他们常常将老人的需求和偏好置于自己的舒适和福祉之上。

护工所营造的情感亲昵实际上使他们的情感付出具有道德上的合理性。越过自身脆弱性，他们不仅照护（care for）了老人的生活，同时也在关怀（care about）着老人的生命尊严和社会人格（Stacey，2011）。尽管护工也有国家认可的职业等级资格证书，但与被照护者直接发生的身体触碰，以及工作环境中与各种污物的接触都使养老护理作为一种专业技能的价值被隐藏在所谓"肮脏性"的背后。因此，在日常工作中护工的道德主体和职业伦理并不完全是通过专业主义来维系的，而是依赖着情感亲昵进行着职业尊严的自我塑造，同时在这个过程中帮助被照护的他者建构起完善的社会人格。

交换与互惠

随着照护劳动进入雇佣市场成为可购买的服务，国内养老院的发展深刻受到了欧美组织管理和专业主义的影响，正如 Y 养老院家属们的愿望——"希望护理员团队更加年轻化、专业化、稳定化"。与此同时，国内的养老护理员职业化刚刚起步，从业者的身份带着各种刻板印象的标签，护工因此承受着许多负面性的社会评价，特别是"非专业"的标签。这使养老院希望通过制定规则将护工塑造成"专业""理性"的形象以维持自身的声誉，并且向家属展示专业化的管理成果。在 Y 养老院护理员职业守则"22 条"中规定"不收长者及家属红包及物品"，这其实隐含着护工作为"经济理性人"的生存逻辑。而我在田野观察中发现了护工与老人之间存在的另一种互惠的逻辑，这种逻辑依托于情感亲昵而存在，会以物品或非物品交换的形式发生。

交换活动与社会关系是紧密相关的。正如朋友创造了礼物，礼物也制造着朋友，物品的流动承诺或开启了一段遵循道义互惠（reciprocity）准则的社会关系（Sahlins，1972）。在田野观察中，我发现这种交换以某种特殊方式进行：在 Y 养老院，护工有时会和老人同时进餐，一些老人会将自己餐盘里的食物让给护工吃，有时护工也会将自己从外面买来的食物和水果分给老人。对于一些需要喂食的失能老人，护工可能和老人用同一个餐盘进餐，而护工也会食用老人吃剩的食物。护工与老人之间的互惠交换实际上制造了一种亲昵关系，且这种亲昵关系并不局限于食物的分享，还包括更加私密的人生故事和秘密的交换。在 Y 养老院，老人不仅将自己的人生故事和见闻与护工们分享，同时也倾听着护工的故事。

某一天中午，五楼的护工林某某让我陪一位爷爷聊天。"爷爷年轻的时候是大学老师，现在还保持着读报的习惯，房间里都是他的书"。当我开始和爷爷交谈，他却和我说起了"护工小林"的故事，"她也很不容易，有两个女儿。年轻的时候因为……她和老公离婚了，她现在出来打工为了和女儿离得近一点"。

在 Y 养老院里，老人会与某一个或几个护工形成特别亲密的关系。五楼的一位奶奶平均每半小时就需要护工搀扶解小便。每当奶奶按下呼叫铃，总是由护工小林去帮助（其他护工在小林离开时也会主动帮助）。某一天小林和奶奶说自己明天开始要上夜班了，让其他护工白天带着奶奶下楼洗澡。奶奶有些不情愿，"那我这几天不洗了，我等你回来"。

这些特定的亲密关系在护工和老人之间形成了隐秘的情感和信任联结。

不仅是护工在照护老人，老人也向护工提供着物质的和情感的关怀。伊莲娜·布赫在芝加哥的田野考察也发现了护工与老人之间隐秘的礼物交换关系，尽管这与专业的组织管理原则背道而驰，却是在脆弱的环境中彼此支持并维系亲密感的一种方式。护工受到义务和责任感的驱使并在这种被信任的关系中强化着自我的道德主体意识，而老人也通过对照护者提供关照重塑了自我的社会人格（Buch，2013）。

如果被他人照护的老人也能够向他人提供照护，那么护工在照护中的职业伦理也就具有了回报的意涵。这种回报的义务与亲属间的道德关系是十分相似的。在照护劳动市场化的今天，护工与被照护者之间不只是基于经济理性的纯粹雇佣关系，也不应认为被照护者因为自身的脆弱性就丧失了对被雇用的照护者承担的道德责任。

在 Y 养老院有许多失智老人，他们丧失了部分记忆和智力，甚至无法意识到某个陌生人在为自己提供照护，也不能记住照护自己的人是谁。在这种情况下，似乎护工与老人之间失去了道德和情感的联结，但我发现认知症老人认知能力的丧失并不能作为其社会人格丧失的评判标准，也不会使他们与护工的伦理关系建立在纯粹的经济理性之上。

詹妮尔·泰勒（Janelle S. Taylor，2008）将照护身患认知症的母亲的经历通过民族志写作记录了下来。詹妮尔认为尽管母亲忘记了所有亲人的名字，失去了认知（recognition）他人的能力，但母亲依然保留有关于家庭生活的温情记忆，并且能够时常关怀成为"陌生人"的女儿。因此詹妮尔提出：照护的关系并不建立在认知能力之上，相反，是照护的日常构成了彼此之间的社会关系，照护成了道德和情感联结的基础。同样地，护工与老人之间的互惠交换逻辑也并不由"红包和礼物"构成的纯粹经济理性形式存在，而是在照料的实践中形成的情感依赖和亲昵。Y养老院六楼住着一位认知症奶奶，她无法记得每一位照护自己的护工的名字，可是每天当护工将饭菜送到她床边，奶奶都会说："你吃过了吗？快去吃饭吧。"

最后回到马歇尔·萨林斯（Sahlins，1972）对互惠结构的讨论。他将互惠分为三种主要类型：慷慨互惠、平衡互惠和消极互惠，在养老院中这三种互惠的结构都在不同的情境下存在着。我认为护工与老人之间类似亲属关系的食物分享和秘密交换，体现着慷慨互惠的结构，护工与老人都出于自愿与对方分享，并非期待获得回报，"这是一种利他的交换过程，谨守着惠及他人的路径，如果有可能或者必要，他人会报以回馈"；平衡互惠体现在机构对护工工作价值的定价和对护工工作的基本要求上，护工的日常工作需要与自己获得的金钱价值相等，这里体现着组织化的理性；消极互惠存在于养老院的规范与禁令之中，"22条"中严禁护理员收取红包和礼物，以防止护理员为赚取利益攫取他人物品，甚至对老人提供不平等的照料。护工的照护劳动有时会突破组织的规定，实现一种慷慨的互惠，同时这种慷慨互惠是双向的，护工在与老人的亲昵关系中也获得了情感的回报，感受到工作的价值和意义。照护的双方通过交换和互惠也在塑造着自我的道德人格。

在萨林斯看来，互惠类型是由社会距离（social distance）决定的，而社会距离最主要的界定方式就是亲属关系。根据亲属距离（kinship distance）的等级差序，分为对亲族内部成员的慷慨互惠、同一空间团体中的平衡互惠、陌生人间的消极互惠，也就是随着社会关系由近及远，互惠所适用的社会道德结构发生了变化。因此，互惠既是一种经济行为，同时也是由社会性的道德关系所决定的（Sahlins，1972）。借助萨林斯对互惠类型的分类，我们可以发现护工与老人之间的互惠交换有时超越了平衡互惠，而表现出利他性的慷慨互惠。护工与老人通过这种不求回报的慷慨行为形成了一种类亲属的情感亲昵关系，这种亲密感是护工日常工作中尊严感的来源。正是在这种超越了经济理性的情感亲昵关系中，老人给予护工的类似家人一般的信任、依赖和尊重帮助护工塑造了自我的职业尊严。

"情感距离"：护工情感的脆弱性

大卫·卡普（David Karp，2002）在《同情的重负：患者家庭如何应对精神疾病》一书中与60位家庭照护者进行了深度访谈。他发现对于照护者来说，为了自身健康和实际看护的需要，如何通过协调和变通，与自己所挚爱的精神障碍亲人保持适当的距离，是最难跨越的一道坎。这些照护者为了避免深陷亲人蒙受病痛的苦海，会划定并维持"同情的边界"。我在田野中也时常发现护工为了疏解"情感的重负"而划定出的"情感距离"。因长期将他者的脆弱性置于自己的情感之上，护工的脆弱性在某些时刻也会不自觉地展现出来。护工就好像站在一架天平之上，一边是同样蒙受着脆弱性的老人，另一边是组织机构为了维持效益的经济理性要求。他们小心翼翼地平衡着两边，却也有失控的危险。护工情感的脆弱性并不只源于对被照护者蒙受病痛和脆弱的共情想象，更多地体现在承受着科层制的组织文化以及绩效管理的压力上。本节将论述护工在自身的情感脆弱性展现时保持一定的"情感距离"是一种必要的护理手段和策略，其最终目的是释放工作中的疲惫、压力和情感重负，以达成自身情感的纾解。

疲惫的身体

护工很容易感到疲劳，好像整个护理系统被刺伤了阿喀琉斯之踵。就好像照顾的制度通过一种选择性承认生产着暴力（Povinelli，2011；Stevenson，2014），某些护工以护理的名义参与有辱人格的暴力行为来与疲劳和压力作斗争。（Danely，2016）

上一节中论述的护工遭遇的"脆弱性"意指护工工作环境的"肮脏"与恶劣，而脆弱性的第二个维度——工作的艰辛以及随之而来的疲惫和病痛——将在这一节被检视。这种脆弱性所体现的是由照护劳动带来的自我的情感损耗，而疲劳与情绪崩溃在Y养老院护工的身上并不鲜见。

我上午请了半天假去看病。高血压又犯了。这段时间工作压力太大了，身体有点受不了，白班夜班颠倒上。我已经和主任、院长说了，我暂时不能上夜班了，医生说不能熬夜。

——葛某某

今天小杜和我说二楼缺人，让我下去帮忙，我是不愿意的。我在六楼习惯了，老人什么脾气、什么习惯我都清楚。他们二楼都是难缠的，二楼好几个大姐被骂哭过。干活苦点累点我不怕的，我这个人不能生气。让我去二楼，那我还不如不干了。

——毛某某

护工的精神压力来自被护理者言语、行为，甚至是身体与性的侵犯，但是这些情绪似乎永远是隐藏的。"在高效运作的养老院组织机器之下那些支撑其运行的零件正在生锈，直到它们彻底废弃才会被发现"（Danely，2016）。拉金（Larkin，2013）将基础设施描述为"使其他物质（matter）能够移动的物质"，丹尼利（Danely，2016）借用了基础设施（infrastructure）这一隐喻将养老院中的护工网络比作一个服务于"幸福政治"（the politics of well-being）的"人类设施"（a human infrastructure）。这种"幸福政治"是护工日常工作中所被要求执行的以他人幸福为首要目标的职业伦理规训，并且具有美化护工日常工作的作用。在这种微观的"政治"导向之下，养老院中的护工承担着物质流和情感流的运输功能，他们的职业伦理内嵌于支持"幸福政治"的功能之中。护工的道德感在此刻呈现出一种"幸福政治"的具身化倾向，而隐藏在"幸福政治"之下的是悲伤、愤怒甚至咒骂，尽管这些情感不被组织制度所承认而成为不可见的暗流。

在 Y 养老院的一次员工月度总结大会上，江院长首先进行工作总结。在他制作的 PPT 前几页，用鲜明的数字标注出了本月的"空床率下降""老人跌倒事件发生 X 起""家属投诉事件发生 X 起"。在整个汇报过程中，量化的指标被显著地作为衡量工作质量的重要标准，而有关护工的主体的描述都是缺失的。乔治·里茨尔（1999）在《社会的麦当劳化》一书中曾提出社会麦当劳化的四要素是效率、可计算性、可断定性和监控，而在护工日常工作中情感是一项难以量化标准的服务要素，护工职业伦理中的情感投入难以被管理者察觉并纳入绩效考察体系。在 Y 养老院每月的护理员考核内容中，"护理服务质量"和"工作纪律考核"各占 50%，其中"护理服务质量"包括仪容仪表照料、床单位整理、物品管理、卫生间清洁、居室清洁、卫生洁具管理、饮食饮水照料、睡眠照料、大小便照料、长者清洁照料、用药管理、体位及转运管理这十二大类；而"工作纪律考核"内容为仪容仪表、日常纪律、文件书写、安全管理、参会和培训纪律这五大类。当我们检视护工的工作质量，那些不易察觉的情感投入始终是被隐藏的。同时，Y 养老院对于护工在老人面前的负面情绪暴露是严格禁止的。"不管老人说了什么，在老人面前我们都不能抱怨，如果你们有怨言和不满，可以和院里反映，可以来找我院长说"。尽管护工时常遭遇情绪崩溃，但是一切都要以老人的情绪优先，当护工将老人的情感愉悦置于自己的情感体验之上，这就形成了一种养老院内部"情感的等级"（Buch，2013）。

考核的压力

"记忆"对于大多数护理员来说是一件困难的任务。Y 养老院制定的护理员岗位职责"22 条"要求护理员每天填写大量的表格来记录护理细节，对于特护的老人要详细地记录每一次翻身、擦洗和喂食。

Y 养老院为每位入住老人配置了一个档案文件夹，用于记录老人每天的饮食和护理情况。同时，护理员每天要填写的其他各类表格如下：

（1）清洁记录表：记录地面、台面、扶手、垃圾、配置间、公共区门窗、附属物品的清洁、消毒情况

（2）楼层点物表：清点应急灯、针线盒、剃须刀、吹风机、指甲刀、平拖把、海绵拖、扫帚套装、清洗盆、白板擦、白板笔的数量

（3）长者洗澡时间安排表：记录楼层每位老人下楼洗浴的日期

（4）洗衣交接表：记录每位老人内衣、外衣、其他用品送交洗衣房的数量

（5）清洗床单时间安排表：记录楼层老人床单送去清洗的日期

（6）翻身记录表：记录翻身操作的原因，以及翻身后是否有异常情况

（7）三餐记录表：记录老人是否按时按量就餐

Y 养老院实行 12 小时工作制，在每天的早晚 7 点进行交接班时，交接班负责护理员、医生都要填写交接班记录，将老人的异常状况和特殊护理需求记录下来。某一天，二楼两位新来的护理员（杜某祥、杨某某）被安排在服务台填写当天的护理日志。由于刚来并不了解每位老人的情况，他们先查看了往日的填写记录，并参照过往记录填写了当日情况。我询问他们是否还记得每位老人的护理内容，杨某某说"有些也记不住，表格太多"。

在 Y 养老院护理员每月考核中，一系列护理表格的"文件书写"在绩效考核中占比 6%。根据院长的解释，一方面民政局的考核要求有详细的护理记录备案，为养老院服务质量评估和评优提供依据；另一方面这些记录也是护理的凭证，在必要时出示给家属，成为提供服务的依据，避免很多"说不清的事"。

Y 养老院也将护理员岗位职责"22 条"张贴在每层楼梯口的位置，并且在某次护理员大会上要求护理部主任带头朗读，希望护理员能够记诵。这些守则的规定曾引起护工的异议：

这墙上的 22 条其实就是我们每天在做的事情，每一条我们都按照规定在做，但如果你让我背下来或者考我，我脑子里一片空白……这里面有些规定完全没考虑实际情况，比如让我们每 15 分钟巡房一次。有的老人你扶着他起身、下床、解手，前前后后都要 20 分钟，怎么来得及。还有的老人根本离不了人，可能每 5 分钟我们都要看一次。

——申某某

养老院护工的负面情绪不仅来自老人情绪失控而带给护理员的情感压力，更多的是对这套组织文化制度的代理人院长和主任的"意见"。在养老院这架庞大的"人体设施"里，被护理的老人时常会制造情绪垃圾，而护工是管道和运输工人。但当他们装好沉重的垃圾想要运走时，却发现这架机器的设计者和操作者并没有挖好管道的出口，他们不仅无法处理，还会被指责堆积得太多，影响了设施运行效率（Danely，2016）。

我同样注意到，作为组织规范象征的"22条"被要求张贴在每一层楼的醒目位置，这也成了养老院一项公共景观的展示。这并不仅是对护工行为的规范，还是面向外来者的展示。一如繁琐的表格陈列，这些公开的展示都塑造着"非人格化"的组织机构专业而又规范的"人格形象"。

情感的距离

由于护工自身具有情感的脆弱性，他们刻意保留的"情感距离"也是在彰显着社会道德观与现实的日常伦理之间的距离。从作为服务者的护工的职业伦理出发，利他主义和平等主义是养老院护工职业伦理的两个重要面向。利他主义要求一切以老人的需求和利益为先，平等主义强调对所有老人给予同等的关爱和照护。在护理的日常实践中情况却不尽然，由于在养老院里护工不是专人专职，而是"一对多"的护理关系，护工有时只能采用"视而不见"（neglect）的方式。在某些情况下，"视而不见"也是一种潜在的伦理选择，可以帮助护工合理运用有限的时间资源实现护理效率的最大化（Danely，2016）。下面我将通过两个案例说明护工如何根据被护理者的实际情况采取不同的护理策略。

案例一：二楼的李奶奶需要借助轮椅活动，每天上午由护理员帮助坐上轮椅下楼参加日间活动。某天，护理员司某某安排我推奶奶下楼活动，并且要在 10 点 20 分左右回房间，即在活动结束前 10 分钟回去（日间活动的结束时间一般是 10 点 30 分）。我按照护理员阿姨的嘱咐在 10 点 20 分问奶奶是不是要回房间了，奶奶说不着急。不一会儿，护理员阿姨下楼来寻我们，便自己推着奶奶上楼了，奶奶没有拒绝："她安排我做什么就做什么，我听她的。"事后护理员阿姨和我说："要是等活动结束，大家都排着队上楼。只有一部电梯，不知道要等到什么时候。我们一会儿还要下来取午餐，耽误时间，不如稍微早一点回去。"

案例二：五楼的卢爷爷也依靠轮椅下床活动。每天下午他都准时按铃呼叫，要求护工为他冲泡一碗五谷花生芝麻糊。吃完下午的加餐，他还要护工推着轮椅在五楼的走道上活动。"你要注意时间，如果活动的时间少了，老爷子就生气，生气得敲床板抗议，每天花在他身上的时间都要比别人多"。前台的杜某也常常上楼来"关照"卢爷爷，她告诉我："有的老人看见你为别人服务，比如你帮别人捶背按摩了，他就要你也为他服务，否则他就不高兴。卢爷爷就属于特别容易生气的老人，我们要注意特别关照他。"

从第一个案例中可以发现，有时护工的伦理选择是基于效率的考虑而非从服务质量和被照护者的主观意愿出发。李奶奶行动失能，她每天的行动范围和时间都依赖于护工的选择。当护工选择提高效率的护理策略时，李奶奶每天合理的活动时间将无法被满足。从第二个案例中可以发现，护工工作中的伦理选择不仅取决于老人的行动能力等客观因素，也受制于共享同一个护理圈内的其他老人的态度和身体状况。我们可以将护工视为养老院的"人力资源"，有时老人之间也会陷入"资源竞争"的紧张关系。在资源有限的情况下，护工会根据现实状况分配自己的时间和精力，这时利他主义和平等主义常常是矛盾而无法兼顾的。第二节也曾提到，养老院的规模和服务人数也会成为评估机构等级的重要因素，因此院长曾表示"自己背负着出售床位的指标任务"。这可能会进一步增加每一位老人的"资源紧张"，在这种情况下提高效率对于护工来说是最优策略。

因为资源有限，养老院的护理已经形成以追求效率为目的的高度组织化的制度文化。蒂莫西·戴蒙德（Timothy Diamond，1992）于20世纪90年代末在美国的养老院进行田野考察后提出，组织化的护理制度使居住在养老院的老人和照护他们的人都成了商品和成本计算的单位。马克斯·韦伯认为，科层制是现代社会组织高度理性化的结果，通过严密的分工安排和繁文缛节的规定来约束组织内个体的行为并最大限度地获取经济利益。这一方面逐渐淡化了主观的意识形态，另一方面使得整个组织成了一架非人格化的庞大机器（韦伯，2005）。当护理伦理中的利他原则与效率目标相冲突，护工会自动调整护理中的伦理原则，并且制定有效的策略使老人"配合"自己的工作。当繁重的护理任务使护工成为一种"竞争资源"，照护伦理中的利他原则和平等原则可能是无法兼顾的：

老人让你做事情之前，你要衡量一下，自己能不能做。如果你觉得自己不能做就不要答应，找个借口说去问问别人。你不答应，他就不会生气；你要是答应了，但是没做好，那他就会怪你……有时候不要感情用事，遇事情冷静三秒。你要把它当成一个工作、一个任务。你学聪明一点，再多的情绪都能消化掉。

　　　　　　　　　　　　　　　　　　　　　　　——申某某

　　老人们入院前的生活习惯各不相同，如果从利他主义和平等主义的角度满足每个人的个性化需求就增加了护理员的工作难度。Y养老院为每个老人配置了一个热水壶，开水房在一楼，这就需要护理员每天去一楼的开水房为老人打水、送水。不同楼层的护理员采用的工作策略不同：三楼的老人们需要水时，就会将自己的水壶送到服务台，这时护理员就立即下楼为老人打水并送到老人房间。六楼的小杜则不认为这是合理的工作方式，并提出自己的看法："护理员每天的工作都很忙，不能随时下楼打水，所以我们六楼现在每天上午和下午在固定时间集中打水两次。而且我们每天推餐车准时去各个房间取水壶，两壶水的量能够满足大多数老人的需要，六楼的老人慢慢就习惯我们的安排了，这样也提高了我们工作的效率。"因此，护理员在实践养老院的科层制文化时并不是完全被动的。为了提高工作效率，他们也会主动培养老人适应养老院的组织化生活。虽然护工的愿望是尽量满足老人的需求，但是在成本效率的精密计算下，老人的日常行为活动并不能实现完全自由，而是处于组织的协调安排之下。

　　在《华盛顿邮报》健康专栏撰稿人贝斯·贝克的纪实作品《老龄新时代》一书中，他提出：在美国文化中，"老年"被视为一种需要预防和控制的疾病。在这种语境下，养老机构成为老人不得已而选择的归宿，以及收留并管理这些病残者的机构。贝克反思了这种文化价值观，并提出养老院必须从以追求效率为导向的现行模式向以老人为中心的模式转变，并且在楼层设置、活动安排、服务流程等方面进行结构性变革。贝克还记述了历经转型后一些养老机构的变化：老人获得了自尊和自由，对日常生活安排有主动权；养老院营造了如家一般的环境；老人在与护理员的亲密关系中获得了慰藉，而护理员能够获得工作的意义和价值感（Baker，2007）。通过对美国养老院日常实践中两种模式的对比，我们也可以发现国内养老机构所具有的相似性：科层制组织化的传统养老院文化以追求效率为导向，将护理员视为"人力资源"。在这种模式下老人的人格、尊严和自由都无法保障，护工为了追求效率也不得不牺牲老人的自主权。"情感距离"成为护工们在组织文化中的一种生存策略，一种平衡非人格的组织机器的经济理性和现实的照护伦理的手段，一种维护护工自身情感脆弱性的必要方式。护理的伦理具有弹性边界，护工的主体实践也在不断形塑着照护伦理的边界。在这一过程中，护工时刻处于与管理者、老人等不同主体的关系性张力之中，实践中的照护伦理因此面临着更加复杂的道德困境和挑战，与社会理想之间依然存在距离。

结论　照护民族志的书写

本文在探讨照护的伦理议题时将护工视为一个自我形塑的道德主体，将伦理视作一种实践性的关系，着力探讨了当照护劳动从私人生活领域进入经济理性的雇佣市场后，照护的伦理如何在道德主体的日常实践中被生产。

本文认为，照护劳动中的道德体现在三个不同的维度。第一个维度是处于上层的社会道德结构。这是具有社会历史性的一种普世社会价值观念，并被内化为每个社会成员应当遵循的价值判断和选择。目前照护劳动依然被视为传统的尊老敬老文化的延续，照护被视为天然的责任，在照护他者的过程中照护者应当将被照护者的情感愉悦置于自身情感需求之上。与此同时，现代社会对"老龄"文化的社会建构使护工的身份和职业认同呈现复杂的矛盾，护工渴望却无法通过专业化的途径获得职业的尊严感。第二个维度是中层的制度化的组织伦理。组织的监控和规训直接对个体的伦理行动进行指导和约束，养老院的制度化是承担社会公共事业责任的一个载体，同时其"非人格化"也无可避免地体现着对组织效率的理性追求，这使得护工的日常实践时常会陷入情感付出与工具理性的拉扯之中。第三个维度是底层的日常实践伦理，即个体在社会关系的互动中形成的道德主体意识和伦理操演。护工所采取的"情感距离"的伦理策略即反映了实践的日常伦理与社会主流的道德规范之间的距离。照护劳动的工作环境和服务对象的双重脆弱性以及这一职业本身具有的身份的负面性都给护工带来"情感的重负"。这种日常的实践伦理正是源于护工所遭遇的复杂的道德现实，因此护工运用情感的管控和规训来自我形塑职业的尊严及其职业伦理的边界。

在身体的劳作中，情感与伦理的交织使照护劳动成为一种具身化的实践。护工的照护劳动不仅是自我主体性的塑造过程，也通过情境化的操演维系和重构着被照护者的社会人格。而照护劳动中的亲密关系和互惠交换一直隐秘地存在着，被照护的老人也在被照护的过程中构建着自我的道德体验。

如何纾解护工在照护劳动中的情感重负？如果照护是一种双向的情感互动和道德体验，那么如何更好地维系照护与被照护者之间的情感联结？

凯博文在照护认知症妻子的过程中反思道：照护中遭遇的挫败和痛苦也是一种道德的体验，我们需要培养一种道德的感知力而不是回避现实的困境（Kleinman，2011）。凯博文曾将民族志的书写引入社会医疗领域，并倡导临床医师通过民族志的方法了解病人的社会生活和道德体验，为病人提供更好的疗愈模式，从而加深医患之间的相互理解（Kleinman，2006）。

　　这使我想起曾经在一家养老院进行田野考察时的见闻：在这家养老院管理者的倡议下，养老院的护工尝试书写"照护日志"来记录照护工作的日常。这些由护工书写的"照护日志"为老人的生命留下了最后的记忆，并且时常在公开场合展出，家属也能够通过这些照护日志想象和感知老人日常生活的情境。护工书写的照护日志成为护工、管理者和家属彼此交流分享照护体验的方式。作为道德体验的共同记忆是组成照护的社会共同体的黏合剂，人类学者们所进行的民族志书写的意义同样也是为了保留住这些日常生活的记忆，共同编织起照护的社会网络。

　　照护民族志的书写不只是文本的，照护的场景也不仅仅局限在养老院里。米开尔·费彻尔（Michael Fischer，2015）发现，在新加坡的老年社区出现了以"怀旧的社会书写"为主题的文学作品、戏剧和课堂教育形式，不同题材和形式的"文本"共同构筑起这个现代国家对老龄未来的无限想象，也唤起了老人们的往昔记忆。在纽约现代艺术博物馆，"遇见我自己"（Meet Me at MOMA）主题公共项目也成为另一种书写认知症患者社会记忆和进行疾痛疗愈的方式。博物馆的公共展演引导人们思考认知症和完善人格之间的关系，引导认知症患者联结历史和当下，参与到自我社会性人格塑造的过程中并在其中获得尊严感（Selberg，2015）。

　　这些尝试将养老照护的道德和伦理导向了更普遍的社会公共责任，使照护成为来自不同专业背景的所有人都能够参与的道德实践。护工在日常照护中践行的伦理也不仅是一种个体化的道德体验，更是寓于更广阔的社会道德意涵之中的。因此只有培育起全社会关于"老龄社会"的道德认知，才能从根本上改变老年照护所面临的道德困境。长期以来，护工和他们承担的照护劳动都潜伏在社会构筑的道德大厦之下，关于照护的日常和道德困境却鲜少被人关注。当护工将这些日常的情感和道德体验书写并展示出来，这些记忆和故事不仅能够维系护工与老人的亲密关系，还能使护工获得情感的慰藉。同时，如果关于照护的社会记忆通过各种形式被记录和保存下来，照护的伦理就不再是一个束之高阁的概念，而是能够传达"情感的温度"并疗愈我们共同面对的老龄社会的一种实践方式。

参考文献

李荣荣. 2017. 伦理探究：道德人类学的反思. 社会学评论，（05）：22-34.

马克斯·韦伯. 2005. 学术与政治. 冯克利译. 北京：生活·读书·新知三联书店.

乔治·里茨尔. 1999. 社会的麦当劳化：对变化中的当代社会生活特征的研究. 顾建光译. 上海：上海译文出版社.

吴心越. 2018. "脆弱"的照顾：中国养老院中的身体、情感与伦理困境. 台湾社会研究季刊，（110）：1-36.

吴心越. 2019. 市场化的照顾工作：性别、阶层与亲密关系劳动. 社会学评论，（01）：75-86.

Armstrong, Pat and Hugh Armstrong. (2005). Public and private: Implications for care work. *The Sociological Review*, 53(2_suppl): 167-187.

Ashforth, Blake E and Glen E. Kreiner.1999. "How can you do it?": Dirty work and the challenge of constructing a positive identity. *Academy of management Review*, 24(3): 413-434.

Baker, Beth. 2007. *Old Age in New Age: The Promise of Transformative Nursing Homes*. Nashville: Vanderbilt University Press.

Buch, Elana D. 2013. Senses of care: Embodying inequality and sustaining personhood in the home care of older adults in Chicago. *American Ethnologist*, 40(4): 637-650.

Butler, Judith. 2004. *Precarious life: The powers of mourning and violence*. London and New York: Verso.

Danely, Jason. 2016. Affect, Infrastructure, and Vulnerability. *Medical Anthropology Theory*, 3(2): 198-222.

Diamond, Timothy. 1992. *Making Gray Gold_ Narratives of Nursing Home Care*. London: University of Chicago Press.

Fassin, Didier. 2014. The ethical turn in anthropology. *HAU: Journal of Ethnographic Theory*,

4(1): 429-435.

Fischer, Michael M.J. 2015. Ethnography for aging societies: Dignity, cultural genres, and Singapore's imagined futures. *American Ethnologist*, 42(2): 207-229.

Foner, Nancy. 1994. *The Caregiving Dilemma: Work in an American Nursing Home.* Berkeley: University of California Press.

Geertz, Clifford. 1973. *The Interpretation of Cultures: Selected Essays.* New York: Basic Books.

Gilligan, Carol. 1993. *In a Different Voice: Psychological Theory and Women's Development.* USA: Harvard University Press.

Huges, Everett. 1962. Good People and Dirty Work. *Social Problem,* 10(1): 3-11.

Ikels Charlotte. 2004. *Filial Piety: Practice and Discourse in Contemporary East Asia.* Palo Alto: Stanford University Press.

Kleinman, Arthur. 2006. *What Really Matters_ Living a Moral Life amidst Uncertainty and Danger.* USA: Oxford University Press. Kleinman Arthur. 2009. Caregiving: the odyssey of becoming more human. *Lancet,* 373(9660): 292-293.

Kleinman, Arthur. 2011. The divided self, hidden values, and moral sensibility in medicine. *Lancet,* 377(9768): 804-805.

Karp, David A. 2002. *The Burden of Sympathy: How Families Cope With Mental Illness.* New York: Oxford University Press.

Kaufman, Sharon and Lynn M. Morgan. 2005. The anthropology of the beginnings and ends of life. *Annual Review of Anthropology*, 34: 317-341.

Larkin, Brian. 2013. The Politics and Poetics of Infrastructure. *Annual Review of Anthropology,* 42: 327-343.

Levinas, Emmanuel. 1969. *Totality and Infinity.* Lingis A, trans. Pittsburgh: Duquesne University Press.

Laidlaw, James. 2002. For an anthropology of ethics and freedom. *Journal of the Royal Anthropological Institute*, 8(2), 311-332.

Laidlaw, James. 2014. *The Subject of Virtue: An Anthropology of Ethics and Freedom.* New York: Cambridge University Press.

Lambek, Michael, ed. 2010. *Ordinary Ethics: Anthropology Language, and Action.* New York: Fordham University Press.

Mol, Annemarie. 2008. *The Logic of Care: Health and the Problem of Patient Choice.* New York: Routledge.

Malinkowski, Bronislaw. 1926. *Crime and Custom in Savage Society.* London, UK: K. Paul, Trench, Trubner & Co.

Mattingly, Cheryl. 2014. *Moral Laboratories: Family Peril and the Struggle for a Good Life*. Berkeley: University of California Press.

Noddings, Nel. 2013. *Caring: A Relational Approach to Ethics and Moral Education*. London: University of California Press.

Povinelli, Elizabeth A. 2011. *Economies of Abandonment: Social Belonging and Endurance in Late Liberalism*. Durham, NC: Duke University Press Books.

Rodriquez, Jason. 2014. *Labors of Love: Nursing Homes and the Structures of Care Work*. New York: New York University Press.

Stacey, Clare L. 2011. *The Caring Self: The Work Experiences of Home Care Aides*. Ithaca, NY: ILR Press.

Stevenson, Lisa. 2014. *Life beside Itself: Imagining Care in the Canadian Arctic*. Berkeley: University of California Press.

Sahlins, Marshall. 1972. *Stone Age Economics*. New York: Aldine-Atherton.

Stone, Robyn. 2001. Home and community-based care: Toward a caring paradigm. In *The lost art of caring: A challenge to health professionals, families, communities and society*, 153-177.

Selberg, Scott. 2015. Modern art as public care: Alzheimer's and the aesthetics of universal personhood. *Medical Anthropology Quarterly*, 29(4): 473-491.

Twigg, Julia. 2000. Carework as a form of bodywork. *Ageing and Society*, 20(4): 389-411.

Taylor, Janelle S. 2008. On Recognition, Caring, and Dementia. *Medical Anthropology Quarterly*, 22(4): 313-335.

Wilkinson, Iain and Arthur Kleinman. 2016. *A Passion for Society: How We Think About Human Suffering*. California: University of California Press.

Yan, Yunxiang. 2018. Neo-familism and the state in contemporary China. *Urban Anthropology and Studies of Cultural Systems and World Economic Development*: 181-224.

顽固的"红点"：老人疾痛疗愈中的自我形塑

● 瞿滢　高嘉诚 [①]

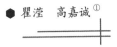

【摘要】关于老年身份认同的研究经历了从本质论到建构论的转变。老年生活的境况可以从自我与疗愈方式的关系及其变化进行考察。本研究从一位主诉腿部多发"红点"的何奶奶入手，结合其疗愈手段之嬗变，探究其所体现的身份认同及其背后蕴含的道德意涵。何奶奶曾进入"医疗化"体系接受抗过敏治疗，但基于诸多原因，这种治疗的权威受到冲击并使其转向一系列涉及自我日常行为之规范的疗愈实践。研究发现，看似断裂的两套医疗理念，其深层结构间内含连续性：虽然表现形式不同，但都涉及疗愈实践者基于"年轻"与"老年"意涵之划分，对于身体—病痛关系及行为规范的认识。进一步地，我们将要指出：一个自觉的"老人"在这一嬗变中得以形塑。

【关键词】老人，规范，疗愈实践，身份认同

---

① 瞿滢，复旦大学人类学民族学研究所硕士研究生。高嘉诚，华东师范大学社会发展学院硕士研究生。

一、导言

既有研究指出我们正处于一个老龄化社会,年龄和衰老的相关研究在不同领域都开始受到关注。关于老年人的研究主要以"年龄"研究为切入点探究并建构衰老的社会文化过程,且对老年人的身份建构有重要影响。不论是计量学意义上的年龄划分,还是社会学的老年角色关注,相关议题的研究通过对已建构的"老年人"数据构成或者日常生活入手,目的在于探究背后的社会文化及其变迁背景。与既有研究不同的是,本研究对于"老人"这一概念保持谨慎态度,并以疾病疗愈方式和过程为切入点,探究主体何以在自我与身体之间的调适、实践中最终成为一个"老人"。

二、文献回顾与问题的提出

(一)以年龄为切入点的老年研究

进入 20 世纪 70 年代后,由于西方各发达国家社会的人口老龄化趋势凸现,关于年龄和衰老的相关研究在不同领域都开始受到关注。中国在改革开放以后经历了急剧的人口老龄化过程,到 2005 年,我国老年人口总数超过 1 亿,占人口总比例的 7%,已经完全进入了老龄化社会(张敏杰,2009)。截至 2017 年底,我国 60 岁及以上老年人口已占总人口 17.3%(国际标准占比为 7%)。我国老年人口绝对数量大、低龄老人多、老龄人口增长速度快,并且伴随着工业化、城市化和医疗化等社会变迁的背景(莫龙,2013)。在此情形下,衰老和老年人等相关议题研究在国内也成为焦点。身份的群体认同及其形成在老年研究中颇为关键,人口学研究关注老年人身份认同的形成主要包含老年身份界定的边界和身份的内涵两方面（谢立黎，黄洁瑜，2014）。珍妮特·罗巴克把历史上各种对"老年"的定义及变化进行了回顾与总结，发现老年的定义跟其他人生阶段不同，没有明确的生理基础来对老年和中年进行划分。绝大多数国家都以领取退休金的年龄或者退休年龄作为老年期的起点。在我国，老年法和退休等相关政策规定均将 60 岁以上的人界定为老年人（谢立黎，黄洁瑜，2014）。因此，年龄成为建构老年人身份的具有争议性和关键性的要素。

　　人类学对"年龄"的关注首先出现在普理查德（2010：761）等对非洲等地土著社会中存在的正式"年龄组"（age-set）制度的研究。由于一些人类学者对老龄化问题的关注，人类学的年龄研究得以扩大到并不存在这类正式年龄制度的更为广泛的社会中，关注这些社会中与年龄有关的社会、文化因素和制度建构。因此，有关衰老和老年人的研究实际上是对"年龄"的研究，这种研究有两个特点值得强调：第一，它在理论建构方面做出了独特贡献，其目的是要将年龄及其相关现象纳入传统人类学的问题体系；第二，作为研究的主要对象，"年龄"和亲属制度、性别等研究领域不同，它"最不稳定"，年龄（age）总是在衰老（aging），同时也由于这个领域从产生以来一直对衰老问题的关注，衰老和老年人研究与关于"年龄"的研究存在一定的重合，或者说通过年龄研究衰老和老年议题。

（二）"衰老"的社会文化过程

　　既有的衰老人类学研究，大多并不是为了研究老年而研究老年，而是将一个社会中的老年现象置于该社会的整体文化脉络中，主要从社会文化变迁的整体论和跨文化比较视野两方面展开。其一，部分研究对年龄与社会制度

（Nason，1982）、意义系统（Cohen，1984）之间的关系等进行描述；其二，还有的研究对年龄文化的变化与整体社会文化脉络变化之间的互动（Ikels，1982）进行描述。

跨文化的比较、系统性之间的关系也成为老年研究领域的重要视角。具体的研究总是深入到社会文化的脉络和人的行为中去形成描述、建构理解，这些也构成了比较研究的基础。安德里亚·桑卡尔（Andrea Sankar，1984）揭示，在美国由生化医学主导的生命观和衰老观中，衰老被看成一种"疾病"，人们欲除之而后快；而在东方社会，老就只是老而已，衰老并没有像西方社会那样被"医学化"。桑卡尔因此暗示，东方文化对衰老的理解，可能使东方人更容易接受身体衰老及其相关变化的来临。一方面，跨文化比较将衰老作为切入点，关注的是影响来自不同国家的老人对待"老"背后的衰老观及文化系统性差异；另一方面，二分的观点陈述了不同文化在对待"衰老"时的状态式特征，即便关注了社会变迁发生时的观念流变，最后依旧回到对于整体社会文化脉络的回应。因此跨文化比较在研究老年人和衰老议题时，探究他们是如何在应对实践中、在交织的不同文化和规范中产生新的认知和调适的。

另外，人类学家通过对复数社会的跨文化比较研究，发现人类社会在界定或规范衰老和老年人时经常可能共享的亦即最为基础的指标具有一定的普同性。例如，研究显示有很多社会和文化都把人在社会生活里的角色转换或家庭经济结构里的角色转换视为进入老年阶段的标志（杨晋涛，2011）。虽然在如何定义、感受和应对老龄化及老年人方面，实际存在着极大的区别和变异，但是所有这些研究均倾向于揭示出人类社会在生命周期的文化建构，即关注衰老的文化过程。

（三）老人的身份认同

国外的研究发现年龄（Zena，1956）、健康（Anne，2003）、社会角色（如退休和丧偶）、性别（Zena，1956；George et al.，1980）和社会经济（Sankar，1984）是影响人们对"老年人"身份认同的主要因素。相关计量学研究在影响老年人身份认同的因素上达成了一定共识，年龄越大，健康越差、教育水平越低、经济收入越少的女性丧偶老人越可能认为自己是老年人，而这些范畴叠加形成的老年群体标签，带来了"老年歧视"，这也使得身处其中的老年人不断内化并形成对自身的认同，甚至在生活实践中强化这一刻板印象，步入死循环（张敏杰，2009）。相应地，基于此，"积极老龄化"和"健康老龄化"（世界卫生组织，中国老龄协会，2003）等作为老年歧视问题的解决方式进入应用领域。但是关于对习以为常的"人"和"人格"，既有的反老年歧视或积极老龄化立场的论著并未进行更深入的讨论。尽管可以通过改变大众媒体中的老者形象，通过对积极老龄化进行科学的再解释来展示老年人积极健康的一面（朱剑峰，董咚，2018），以避免产生社会建构的人为问题。可是仅仅对所谓"积极""健康"的老人进行文化表述，背后隐藏的仍然是对不独立、依赖他人的生命形式的恐惧——甚至只有此时，老人的存在才常被意识到。但是老人何时被自身认同为一个"老人"以及如何成其所是尚需我们进一步探究和分析。

弗莱（Fry，1955）提出人不是他们本来用来记录自己生活的文化规范的消极承受者，而是积极的操控者，不过这也是在文化模式作为认知图式的前提之下。在快速变迁的中国乡村社会里，杨晋涛（2011）将塘村老年人看作积极的行动者和实践者，关注老人对于形塑个人的晚年生活、维系生活的连续性的能动性表现，以及通过不同层面的实践对周围社会与文化的变迁进程的影响。此种强调"实践"理念和老年人能动性的老年人类学的立场，在早期人类学强调社会结构或文化模式对于老年人或其他任何年龄组群人们的影响的基础上有所突破（Ikels，1982）。但是上述研究在多大程度上能回归老人本身的自我体认还值得商榷。

（四）问题的提出

综上所述，关于老年人的研究主要以"年龄"研究为切入点探究并建构了衰老的社会文化过程，且对老年人的身份建构有重要影响。需注意的是，在身份认同研究中，从老年人的主位观点出发颇为关键。特别是在跨文化研究的领域中，若是以老年人本身作为研究目的，将老年人及其观念的差异归咎于社会文化等系统性整体脉络上的差异是需要警惕的——除非只是在"老年人"的范畴中研究社会文化变迁及其差异。相应地，在此层面上，关注老年人在何种场景中意识到"老"以及这一体认是如何在日常生活实践中产生的，是本研究感兴趣的点。

随着生理上开始衰老，老年人的健康与疾病也是该研究领域关注的重点。近年来，许多新兴研究以具有社会性的疾病或者医疗事件作为切入点对老年人衰老和养老等现实议题进行深入的剖析，如养老研究（姜向群，2007；景军，赵芮，2015）、认知症老人的记忆与识别（Anne，2003）等。但是，不论是以何种方式建构起来的"老"，相关研究的切入点大多是基于"老人"这一研究对象存在的前提，从而对"老人"的生存现状或者概念进行反思。中西医学体系的分野之讨论对于探讨老人与疾病之间的关系有一定的启发。在西方医学知识体系中，19世纪以后，随着医学知识生产体系的变迁，西医传统迅速改弦更张，由"床边医学""医院医学"发展到"实验室医学"。医生的注意力由"病人"这一系统性主体转移至病症和数据等实体之上，医学专业化程度不断提升，医学权威不断树立（马金生，2015）。而在传统中国，疾病传染的观念不纯属医学范畴，秉持着因贪婪、不谨等不道德品质而致病的传染观（梁其姿，2013）。近代，在西医东渐的背景下，西方医学对中国医疗卫生事业的发端具有显著影响（郝先中，2005），从而对于个人的治愈观念和日常生活实践带来了深刻的影响。那么，这两套不同的治愈系统作为外在于人的规范将如何与自我产生关系并在与个人的纠缠中产生意义是本研究的着眼点。在这一点上，福柯（2016）强调了历史上存在的两种道德实践分野，即"规范导向"与"伦理导向"，前者指一系列对于禁令、规则的遵守，而后者指存在特定的伦理实现目标，其具体手段则视自我与主体关系而定。本研究将在这一分析框架下关注与老人息息相关的两套看似割裂而外在的疗愈体系是如何在老人的主体性实践下与自我发生关系并带来相应结果的。

因此，本研究企图从一位有慢性病症状的奶奶入手，探究她对待疾病的处理方式之系统转向和背后蕴含的道德意涵，以及最终何以在自我的调试下成为一个"老人"。

三、吃药疗法的挫败："失效"的医疗化？

关于中西医分野的讨论如过江之鲫，从以往的成果来看，往往强调了传统医学的实用价值以及独特功效，同时将所谓现代医学范畴列为"他者"（皮国立，2016；雷祥麟，2005）。我们并不否认基于地方知识的传统医学在疗愈病痛中可以发挥的重要作用，也不想否认两套体系在具体操作中存在的区别，然而我们想指出，在具体实践中，两者并未如此泾渭分明，或者说对于人的选择而言两者并非一以贯之地非此即彼，关键在于接受不同治愈体系的原因。

本文的研究对象是一位奶奶。她的大腿从去年就开始起红点，但是次数较少，大概一年一到两次。因为这红点过几天便会自动消下去，这一状态在她认为的可控范围内，她便让它"自生自灭"了。直到有一天，这些红点体征的爆发频率增加，一出远门便会发作，严重时达到一周一次。于是她开始觉得自己可能得病了——是不是过敏了，她选择先去医院就诊并接受治疗。老人非常信赖医院等医疗系统，在医疗体系的治疗过程之中她的病情也有所好转，但作为慢性身体症状患者的何奶奶在经过现代医学科学化诊疗后反而选择了自己的个人疗愈方式，究竟是什么原因？

何奶奶开始并不否认以医院为主体的现代医学之功效，当腿上的红点成片泛起之时，何奶奶首先选择的是西医而非中医：

这皮上的毛病，就得动真功夫，看西医，用猛点的药，开方子吃中药那就铁等①了。

从当事人的叙述中我们可以发现，面对类似于此般持久之症状——爆发时并不致命却保持间歇性的发作状态且难以根治，何奶奶相信现代医学药力猛、见效快，可以迅速地解决问题，同时并不认为中医的医疗手段具备同等优势。

老人看病常被认为存在因社会结构失衡而带来的诊费承担能力不足以及医疗资源不可得等困境。有学者（姚泽麟，2017）曾对公立医院所受到的结

---

① 形容需要很长的时间。

构性压力及其催生的行动策略进行了分析，对"看病难，看病贵"之合理性进行了探讨，而何奶奶在就诊过程中并未陷入上述困境，并且无论是医生的处方还是其他的诊疗策略，何奶奶也并未感到严重的压力：

　　去了三家医院，都说我是过敏了，开的药都一样。一个是维生素 C 片，另一个是芦丁片，两个加一起还不到 20 块钱，我打车去都要花 30 多。我一开始也怀疑是不是刚毕业的大夫技术不行，后来挂了专家会诊，好几百块钱，开的药还是芦丁和维 C。

对于何奶奶的症状，不论花费成本高低，所有就诊医院给出的判断和处方都是一致的。据此我们可以合理地推断，对于何奶奶所受之病痛，其本人并不抗拒西医在治愈病症的可靠性和有效性方面扮演的角色。使得这种治疗方式最终为何奶奶所弃置的原因则是医院的疗效，而非对于西医范畴的拒斥：

　　我看就是现在水平都不够，怕惹事。以前我甲状腺有囊肿，办个住院说切就切了，你要是吃中药那就死活好不了了。现在不行，还得化验，检查，就怕出差错。医闹也太多，大夫就哼着哈着①。你说这个有效果，是有效果。一起红点，我就吃药，大夫说一起就吃两个星期，可是我就算不吃药，不到一个星期它也自己就退了，那我吃这个药有什么用呢。要是这样的话，明天我也能自己开一个诊所，专门治这个病，谁来我就开一点淀粉片……

①　形容应付。

根据何奶奶既往的就医经验，手术等治疗手段快速而有效，但是她如今起的红点，可能归咎于医生水平有限或者过于谨慎的看诊态度，结果却是吃药无果，起码是不能根治的。经过繁琐的就医程序，何奶奶最后得到的只是不明作用、不知功效大小的药丸。我们可以看到，何奶奶对于西医的确信并没有带来理想中的结果，被信任的西医并没能满足何奶奶的期待。迫于种种环境压力，医生无能力作为或者不敢有所作为，这也导致了何奶奶的怀疑。这在其化验经历中较为明显：

一开始三个医院的大夫都说是过敏，我自己出钱做了过敏原检测。给我一张表，花了 2000 多块钱。大夫都说不用，但我既然已经做了也好让自己安心。结果吧，有一天有人说这个如果总是过敏，那就得去风湿免疫科。结果我拿着这个过敏原报告去了，免疫科的人告诉我，在他们免疫的单位里，过敏原检测都是唬人的、不能作数的。

在她就医的化验过程中发现，即便是医疗体系内部的部门在检测的合理性上都存在根本性分歧，这也进一步加深了她对于如今医疗实践体系专业水平的质疑。在何奶奶的认知之中，现代医学仍然是可信赖的，但医学知识体系和医疗机构的专业水平在何奶奶的实践体验中是割裂的。康拉德（Conrad，2007）提出了社会医疗化的概念。在医疗化的过程之中，越来越多的身体现象被识别为疾病，与此同时衍生出日益增多的治疗方案。结合上述问题我们可以发现，何奶奶对于疾病的认知客观上存在一定程度的医疗化境况，具体体现在对于现代医学专业诊疗知识、手段的信赖。与每次不足十元的芦丁片与维生素 C 片相比，免疫检测的消费已然是不小的数目。即使是"大夫都说不用",何奶奶依然坚持,从这里我们可以清楚地看出,何奶奶所信任的是医学知识,而非医疗机构及其从业人员。但问题在于,医学化作为一个过程,难免存在空泛的拉扯。在从皮肤科转移到免疫科的过程中,我们看到了两种医疗化知识系统的冲突,当其体现在何奶奶身上的时候,她对于"医学"这一范畴的体认就产生了混乱。那么何奶奶对于这种混乱做出了怎样的判断,这种判断最终又如何影响了其本人对于个人身份的体认?这将是我们在下文中进行讨论的。

综上,何奶奶辗转反复的治疗过程令她逐渐对于医生的业务能力和医疗机构的服务水平产生怀疑。体现在治病的过程中,一方面她阶段性的治愈不确定是所服药物的作用还是红点自动消除的结果;另一方面,她先后去到的皮肤科和免疫科医生之间的结论互相矛盾——免疫科否认皮肤科对于过敏源测试的有效性,即便开着一样的药。她觉得是医生学艺不精、不敢作为或者是其中的程序出现了误差,而并未怀疑现代医学体系的科学性。因此,她开始将这久病不治之态归咎于自己,这伴随着一系列关于自身生活实践看法与手段的重新考虑。我们将在下文中讨论其将引发的变化。

四、吃菜与变老:老人的自我形塑

我可能真的是老了。

何奶奶并不否认自己在变老的事实,如同她说"谁生下来都是活一天,少一天"。但是,何奶奶究竟是如何明确认同自己为一个"老人",并以此为基础调适实践的?一个作为"老人"的何奶奶何以成其所是?这应当是我们接下来讨论的题中应有之义。

现下对于"老人"这一概念的廓清有着许多进路。人口学试图从年龄层面界定老人,此外依据相关制度安排,退休也往往是人得以成为"老人"的重要节点。我们并不否认这类操作化的人口学意义,但问题在于,他们都向"老年"这一身份掺杂了原生论的视角。社会学家丘达柯夫(Chudacoff,1989)从建构论的视角对于"老"的自觉进行了讨论,他认为19世纪以来,社会议题、心理测试等知识体系的共同干涉使得"老年人"这一问题域得以产生。丘达柯夫为我们反思本质论的"老"做出了贡献,但我们看到,作者将关注更多地放在了老年这一范畴创造的系谱学上,而研究对象究竟在何种程度上体认了自己的"老"这一身份则在一定程度上失语了。如若将他们认知图示的所有原因悉数归结于年龄与社会角色,是否有含糊之嫌?因此,我们将在唯名论的视角下讨论"老"的体认是如何生成的。

1. 从就医到吃菜:疗愈方式的自我调适

自打上次从医院回来,我就开始每天只吃菜,青菜、豆腐什么的。现在家里炒菜也是把肉和菜分开炒,他们吃肉,我就只吃菜,关键我也不想吃肉。

何奶奶在放弃接受现代医学的诊疗逻辑之后,便开始采用其他方式进行治疗了,也就是通过吃菜进行自我疗愈。正如她所言,"因为大鱼大肉容易得病嘛,可能吃菜不一定会好,但是不吃菜我这个病啊一定会严重",并且"以前吃菜可以活到九十很健康"。因此在她的理解中,"吃菜"是她在现代医疗体系之外最能接受的治愈方式。于是,她从治外来病的逻辑转向自我疗愈的手段。

福柯（2016）强调了历史上存在的两种道德实践分野，即"规范导向"与"伦理导向"。前者指一系列对于禁令、规则的遵守，而后者指存在特定的伦理实现目标，其具体手段则视自我与主体关系而定。吃药，进行现代医疗，强调了一个固着于身体上的疾病。作为客体的疾病，只要通过服药以及治疗手段就可以得到解决。不妨说，这是一种"主-客"二元关系（福柯，2001）。那么何奶奶放弃这一套技术，使用另一套以吃菜为核心的自我实践，其伦理目的是什么？这将形成怎样的"自我-主体"关系？这种关系缘何以吃菜的形式得以实现？

以前小时候日子过得困难，大家一年吃不上一次肉。有了肉大家也不舍得吃，切成肉馅包饺子，大家都能尝到肉味，但是那时候高血压、高血脂都没有。你看隔壁楼那个 WYK，天天吃大肥肉，还没退休就死了，你说他得了什么病？他没病，他可能就血管堵了，也能治，但是你不知道啊，是这个人把自己"作"死了。

在此，基于对孩提时代的经历，何奶奶提出了一套关于正当饮食的看法。而这种看法表达了一种对于曾经习惯的拥护。姚泽麟（2010）指出，伴随着生活条件的改善与提高，有些居民的生存观念已经从糊口转变为现代意义上的"健康"。问题在于，在过去的数十年间，何奶奶的生活条件有了大幅提升，若依姚泽麟的看法，则何奶奶势必应当拥抱一种新型的、为现代技术所支持的健康观念。然而我们发现，何奶奶的做法却恰好是对于过去年代的追溯。这种追溯凝结在以口述形式呈现的记忆中，体现出了何奶奶仍然以过去的生活经验指导自我应当如何生存，并且伴随着对于社会变迁的个人看法。

迫于过去"只能吃菜，没有肉吃"的现实，"必须吃菜，多吃菜"成了现下的道德话语。

我们在观察中发现，无论是对于自己的孙辈、儿女还是伴侣，何奶奶在饮食习惯上的劝阻都与吃菜有着重大关联。在吃饭过程中，平日缄默的何奶奶最常责备其他人的话语是"不吃菜"。说起她的丈夫，何奶奶表示："他没了我，肯定天天大鱼大肉，那他可活不到今天。"我们可以发现，在何奶奶的认知图示中，这一领域未被"医学化"过程染指。这些领域主要关乎人本身应当如何生活，并不是基于预防医学对于个人观点的影响，相反，是个体对于自我应当如何生活的看法。这种个体对于"应当如何生活"的看法，诚然是对身体所遭受的存在性体认，但是已经将其从作为客体、需要处理的疾病转移到自我的积极实践中去。在此"吃菜"就承担了调节此种关系的作用。接下来我们将会看到，"吃菜"在何奶奶的"老年人"认同生产过程中扮演了重要角色。

2.吃菜成"老"："正常习惯"的再造

在"红点"爆发之前，何奶奶也并不体认自己的"老"，其体现之一在于当事人乘坐公共交通时并不使用敬老卡，也不希望自己享受敬老卡带来的优惠。每当在公交车上被礼让座位，何奶奶自述"除非是特别累"，否则也不会接受。与她的许多朋友相似，何奶奶热爱打扮，会购买化妆品，也经常去烫头，她并不希望自己是一个老人。然而这种认同何以转变？出于什么样的契机，背后又有什么样的逻辑？

我就快变成个老婆子了。

　　这句话在何奶奶的表述中经常出现，实则需要我们做更进一步的辨析。一方面，何奶奶承认自己"快变成个老婆子"，另一方面，承认自己"'快变成'个老婆子"，那么实则何奶奶并不认同自己目前是一个"老婆子"。特纳（2006）强调了仪式过程的阈限性，该过程包括"结构—反结构—结构"的过程，那么作为阈限的"我就快变成个老婆子了"是何以结束，最终复归于结构"我可能真的是老了"的？对于何奶奶而言，在于这次对于"红点"的医治过程。

　　如前文所述，何奶奶并不抗拒现代医学以及"西药"，这在一定程度上印证了康拉德的对于医疗化的判断以及姚泽麟关于新型健康观的讨论（姚泽麟，2017）。即使是其年幼的孙儿曾经发高烧，何奶奶也毫不犹豫地喂食"消炎药"[①]，何奶奶解释说：

　　年轻人，吃一下没事，等着自己退烧那就耽误课了，别时间长了落下病根。前楼那个傻子就是小时候不吃消炎药，后来烧退了人也傻了，什么单位都不要他了。

　　我们可以看到，与疾病相比，更为重要的在于课业与学习，在于被单位需要。不吃西药可能会"落下病根"比如"傻掉"。那么现下何奶奶放弃自己的西药治疗，选择吃菜，则显得与其人生观念相违背，这意味着何奶奶对于自身状态变化的体认。

————————————

① 即抗生素。

是药三分毒，天天吃终究是不行的。再者说，谁知道是不是真的有用呢，我不年轻了，没法这么折腾。

结合这一条我们可以看到，何奶奶认为西药固然重要，然而并不一定可以长时间服用。年轻人可以服用，恰好是因为西药见效快，如同孙子退烧一样，立竿见影。更重要的在于，当使用西药的时候，是因为恰好服食者"病了"，即存在"疾病"。行动者通过服药进而铲除疾病，即使存在副作用，即所谓"三分毒"，也在年轻的身体的承受范围之内，远远比前楼的傻子"傻掉"要好。基于此我们可以一瞥何奶奶对于"红点久治不愈"的看法：

吃药也不知道有没有用，这玩意下不去①，可能就不是病。这不是我哪里长了个瘤子，起了红点也不耽误我干活，吃药没治，那就可能不是病了。

你们年轻人出去胡吃海塞，可能也跟 WYK 一样，50 多岁就完了。偶尔吃一顿也不是不行。

这句话与前述何奶奶对于抗生素的看法如出一辙，具体体现在对一种被认为在一定限度之内需要节制的某物的看法。在何奶奶的观念中，消炎药（西药）、大鱼大肉的饮食对于年轻人而言，只要依据节制的原则，那么就可以适当"作"一下，只要不成为日常生活即可。而当自己变老之时，就需要更加谨慎乃至弃绝。这主要建立在何奶奶对于往昔生活规范的体察之上。何

――――――――――

① 指红点现象难以遏制地发生。

奶奶选择了弃绝，从而选择保持素食，尽管红点依然经常发生，但是何奶奶则认为，这是由于年轻时"作"得太多，以至于无法恢复。也是在这个过程中，何奶奶体认到自己已经是"老人"的身份。阈限结束，一个新的"老年人"的结构得以产生。

　　　　老话说了，正气存内，邪不可干。我要是自己没毛病，也就不会得病。

　　何奶奶这句话包含着一种对"规范"的看法。这种规范的核心在于"正气"，具体体现在"自己没毛病"，此处的毛病，并不是现代医学检测学意义上的指标紊乱，而是带有一种道德意涵，涉及对于自身行为的全面省察，基于对"正气存内"的理解以及具体实践。而对于这种实践，何奶奶的选择是"吃饭只吃菜"。我们将看到，这种"只吃菜"的实践伦理建立在何奶奶对于自身身份的重构上。

　　　　少时人找病，老了病找人。

　　作为总结，何奶奶对于少时与老年的处境做出了区分。年少时身体出现了紊乱，在于得了"病"，这是可以通过医疗手段处理掉的，而且即使身体患病，也是"年轻的身体"，与年老的自我不同；而当人意识到自己进入了老年，即使有病需要得到医治，但更重要的是意识到自己的老，意识到自身作为一个"人"已经进入了另一个阶段，呈现出不同的境况。这个"人"经常会有"病"来找，那么更为重要的就在于保护好这个"人"本身，从而防止"病"的入侵。作为年轻人，可以偶尔"作"一下，但是作为老年人，就不能

"作"了。因为老年人"正气"薄弱，如果不能得到加强，那么至少应当保证所剩的正气不能受到侵害。

我们认为，吃菜这一过程并不是"食疗"——食疗的逻辑仍然在于"治病"，因为它预设了病的存在及其需要努力得到医治的现实。此外，这种新的防病观念的形成，并不是预防医学、公共卫生话语浸染的结果，何奶奶的吃菜记忆及其生成也远远早于建国后的爱国卫生运动等重大历史事件。我们倾向于认为：在此案例中，何奶奶既往的生活知识以及历史记忆塑造得以复振，恰好是这种观念与相应的实践改变了何奶奶自我的形塑，共同促成了一个作为认同的"老年人"的诞生。

五、结语

有关老年学的研究正成为当下的焦点，为数众多的文章无疑为我们今后的研究做出了巨大的贡献。无论采用何种手段、途径进行切入，有关老年的研究都更关心如何帮助"老年"这一范畴，包括但不限于：赋能、社会融入、居家养老等等。很少有研究从主位观点切入，探讨人之为"老人"的具体的内在机制。这使得我们往往知其"应然"，但很少论其"所以然"。笔者认为，这主要是由于悬置了"老人本身"的观念与实践，对于"老人"认同具体形成过程中与周遭的互动缺乏考虑，其次是由于目前尚缺乏更为精细的民族志研究，资料的缺乏是为我们应当面对的重大问题。

本文通过对于疾痛疗愈的个案研究，试图讨论作为"老年人"的身份认同何以成其所是。从吃药到吃菜治愈方式的转变，体现的是何奶奶从外在治病逻辑向自我疗愈逻辑的转变。并且在这一过程中通过自我与规范之间的调试最后形成了一个新的主体状态，而这个状态体现了她自我认同为"老人"，最终达到自认为的符合"老人"的行动方式，得以吃菜成"老"。我们不否认社会角色、年龄等因素对于老年人的界定所具有的人口学、计量学意义，但是我们认为，更重要的在于以主位的观点具体回顾一个自我确证的"老年人"身份是如何产生的。年龄、角色等因素所廓清的"老年人"，作为定量研究范式的操作化手段，如若成为实存之概念，则在进一步的实践中恐难免削足适履。忽略"老年"认同的生成性与复杂性，往往使得我们进一步的行动根基不稳。

作为本文的贡献，我们以唯名论的观点，强调老年人这一身份是为一系列行动的结果而非原因。作为认同的老年人身份，是当事人与其自我的一种关系。在本案例中，这种关系主要体现在何奶奶对于红点治疗方法的嬗变上。在该过程中，前述指标或许并非决定性因素，社会政策、环境支持作为外在背景也并非完全被老年人接受。我们的研究反对对"老年"这一范畴的过度特殊化处理。诚然，"老年"一词伴随着诸多统计学特征，然而这些特征是否可以进一步化约为其他向度以进行理解与讨论？它们究竟是表象，还是复杂过程的结果？这是我们需要进一步讨论的。我们相信，无论是什么"人"，是"老年人""年轻人""男人""女人"等，但终究是作为共相的"人"。与其继续强调"老年人"的特殊性，不妨悬置范畴，复归生活世界，观察人之为人的共同关切。一切从实际出发，实事求是，该领域尚有丰富的研究潜力，我们希望可以抛砖引玉，共同为老年学事业做出贡献。

参考文献

埃文思－普理查德. 2010. 阿赞德人的巫术、神谕和魔法. 覃俐俐译. 北京：商务印书馆.

郝先中. 2005. 西医东渐与中国近代医疗卫生事业的肇始. 上海：华东师范大学学报，37（1）：27–33.

姜向群. 2007. 养老转变论：建立以个人为责任主体的政府帮助的社会化养老方式. 人口研究，31（4）：57-62.

景军，赵芮. 2015. 互助养老：来自爱心时间银行的启示. 思想战线，（4）：72–77.

雷祥麟. 2005. 负责任的医生与有信仰的病人：中西医论争与医病关系在民国时期的转变. 新史学.

梁其姿. 2013. 麻风：一种疾病的社会史. 朱慧颖译. 北京：商务印书馆.

马金生. 2015. 中国医患关系史研究刍议. 史学理论研究，（2）.

米歇尔·福柯. 2001. 临床医学的诞生. 刘北成译. 南京：译林出版社.

米歇尔·福柯. 2016. 性经验史. 佘碧平译. 上海：上海人民出版社.

莫龙. 2013. 人口老龄化对中国人口发展战略的制约及对策. 人口与发展，19（1）：52–63.

皮国立. 2016. 国族、国医与病人：近代中国的医疗与身体. 台北：五南图书出版有限公司.

世界卫生组织，中国老龄协会. 2003. 积极老龄化理论框架. 北京：华龄出版社.

维克多·特纳. 2006. 仪式过程：结构与反结构. 黄剑波，柳博赟译. 北京：中国人民大学出版社.

谢立黎，黄洁瑜. 2014. 中国老年人身份认同变化及其影响因素研究. 人口与经济，（01）：57–68.

杨晋涛. 2011. 塘村老人. 北京：中国社会科学出版社.

姚泽麟. 2010. "工具性"色彩的淡化：一种新健康观的生成与实践. 社会，30（01）：178–204.

姚泽麟. 2017. 国家控制与医生临床自主性的滥用. 社会科学文摘，（04）：65–67.

张敏杰. 2009. 新中国 60 年人口老龄化与养老制度研究. 浙江：浙江工商大学出版社.

朱剑峰，董咚. 2018. 记忆、识别与照料政治：老年失智症民族志田野研究的启示. 西南民族大学学报（人文社会科学版），（2）：21–27.

Barrett, Anne E. 2003. Socioeconomic Status and Age Identity: The Role of Dimensions of Health in the Subjective Construction of Age. *Journals of Gerontology*, (2): S101.

Blau, Zena Smith. 1956. Changes in Status and Age Identification. *American Sociological Review*, 21(02).

Chudacoff, Howard P. 1989. *How Old are You?: Age Consciousness In American Culture*. Princeton University Press.

Cohen, Ronald. 1984. *Age and Culture as Theory Age & Anthropological Theory,* edited by David I. Kertzer and Jennie Keith, Cornell University Press.

Conrad, Peter. 2007. *The medicalization of society: On the Transformation of Human Conditions into Treatable Disorders.* The Johns Hopkins University Press.

Fry, Christine J. 1955. Age, Aging and Culture, *Handbook of aging and social Sciences,* 4th edition, edited by Robert H. Binstock & Linda K. George, Academic Press.

George, Linda, Elizabeth Mutran and Margaret Pennybacker. 1980. The Meaning and Measurement of Age Identity. *Experimental Aging Research*, (06).

Ikels, Charlotte. 1982. Becoming a Human Being in Theory and Practice: Chineseveins of Human Development, *Age structuring in Comparative Perspective,* edited by David I Kertzer & K. Warner Schaie, Lawrence Erlbaum Associates, Inc.

Nason, James D. 1982. Respected Elder & Old Person: Aging a Micronesian Community, *Other Ways of Growing Old-- Anthropological Perspectives.* edited by Damela T. Amoss and Stevan Harrell, Stanford University Press.

Sankar, Andrea. 1984. It's Just old age: old Age as a Diagnosis in American and Chinese Medicine, *Age & Anthropological Theory,* edited by David I. Kertzer and Jennie Keith, Cornell University Press.

短书评

《是我，还是我的药？与抗忧郁药共处的日子》书评

● 潘天舒

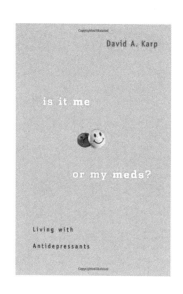

Karp, David A. 2006. *Is It Me or My Meds? Living with Antidepressants.* Harvard University Press.

　　进入 21 世纪以来，美国人每年在抗忧郁药物方面的日常消费已有十多亿美元之巨。然而，这些奇迹般的药品，是否能快速地治愈"心病"？在社会高度医疗化的情境下，这些药物的普遍使用是否显示我们正在把普通的生活问题重新定义为分门别类的疾症？对于成千上万的心理和情绪疾病"患者"来说，他们在服用各类心理情绪疾病药物之后，多少会产生这样的疑惑：一个"真实可信"的自我是否被一个"服药"的自我所替代？用本书作者、波士顿

学院资深社会学教授大卫·卡普的话来说：这到底是我，还是我的药？一如本书标题所示：Is it me or my meds?

作者卡普没有用来自药物试验、临床和学术研究的数据来回答上述问题。他的第一手资料源自与40位成人和10名青少年服药者所进行的深度访谈。这些长期服药者身份不一，有学生、医生和退休人员等。在作者眼中，这些人是能与他分享心声的"专家"。必须指出的是，作者本人就有着患者（服药者）和研究者的双重身份。作为与抑郁症抗争数十年之久的过来人，他先后出版了以心病苦痛和照护实践为主要议题的《诉说悲伤》和《同情的重负》两部专著。这本以患者自我和药物效应为探讨对象的《是我，还是我的药？》可以说是其"抑郁症体验"三部曲的收官之作。此书延续了他对于抑郁障碍和精神药物使用及反应的社会学审视，并进一步向同行和读者展示了他对于个体认同、意义创建和自我"本真性"的思考和洞见。

作者在本书开篇就"现身说法"，讲述了自己如何与抗焦虑和抗抑郁药物长期缠斗并取得阶段性胜利的故事。随后作者的叙事围绕受访服药者的生活轨迹和个体感受而展开，即从最初与药物的遭遇，到热情主动的配合，再到倔强的拒绝以及理性（无奈）的接受。这些被作者视作"专家"的长期服药者，平日几乎没有分享个人苦楚和吐露心声的机会。作者通过提炼深度访谈的丰富信息，准确地传递了服药者错综复杂的内心情感，幽默、感激、无助、绝望、期盼和困惑。与主流社会学和社会流行病学依赖统计调查数据大相径庭的是，作者在探讨药物与个体人格和行为时，重点关注了受访者对药物和药物反应的（主观）印象的描述和概括及其对服药过程中自我认识和协调、与亲朋好友的关系等议题的反思。作者设身处地，忠实录写患抑郁症的常人的心路历程，继而揭示了一个令人难堪的社会事实，即在当代美国，为治疗抑郁这一极为普通的疾症而服用极为普通的一类药物，其实是极不普通的人生磨难。书中服药者所讲述的生命故事（life stories），其复杂性或许是美国心理医学界和医药公司的有关人士所难以体会或刻意回避的吧。

　　本书标题所揭示的"是我，还是我的药"的问题在书中并没有得到直接的回答。对于受过涂尔干理论熏陶，同时又身兼学者和病人双重角色的作者来说，答案或许就是"我们，我们的药物，以及我们所处的社会"。

《为增长而死：全球不平等与穷困者的健康》书评

● 潘天舒

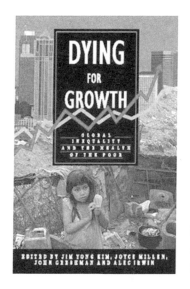

Kim, Yong Jim. 2002. *Dying for Growth: Global Inequality and the Health of the Poor.* Common Courage Press.

　　本书之所以一度受到大众传媒的特别关注，是因为主编金墉在 2012 年由奥巴马提名，就任世界银行行长。如果仅看书名，人们会诧异，一个如此质疑经济增长的人类学者和医生，怎么能够领导一个以促进发展为使命的国际组织呢？的确，从表面上来看，此书符合"针对发展的人类学"（The Anthropology of Development）的基本特征，即力求通过对"发展"话语的解构和发展过程的剖析，提供对发展理论和实践进行重新思考的跨学科批评性文本。

　　经济"增长"是否正在杀死穷人？全书所收的从美国到海地的 14 个案例对此给出了肯定的答案。《为增长而死》所抨击和揭露的是一个以发展主义为信条的制度，是如何出于自身的利益，使得全世界 1/5 的人口过着每天不足一美元的贫病交加的生活。书中所有篇章的作者都是金墉领导的健康与社会公正研究院的成员。他们以国际经济重构战略以及跨国公司对于全球健康的控制和对穷困者生活的影响为着眼点，试图戳穿一系列有关全球资本主义的神话，如：对发展中国家多增贷款就可治愈贫困顽疾；改变"大政府"的格局就能提高生活水准；只有自由市场才是灵丹妙药。

　　与"针对发展的人类学"学者一样，该书的所有作者都以各自的方式讲述身陷增长机器之中痛苦挣扎的穷困者的故事，并促使读者认识到不平等的根源不是资源贫乏或者效率低下，而是权力。然而与"针对发展的人类学"学者不同的是，该书作者并不满足于在福柯式后现代反思框架下玩弄解构话语的智力游戏。全书最后一部分的主要议题就是如何寻找现有标准化模式之外的增长之道，其中以"来自良好范例的威胁"为题的篇章就客观地谈到了古巴健康和革命的经验，而以"实事求是的团结：你能做什么"为题的一章几乎就是行动计划的阐述。

　　该书主编金墉在就任世行行长之前，就有一大串令人眼花缭乱的头衔，包括：美国常青藤盟校达特茅斯学院首位亚裔院长、哈佛医学院全球健康和社会医学研究所所长、世界卫生组织负责艾滋病防治事务的干事以及著名的"健康伙伴"组织的创始人。从专业角度来讲，他是凯博文领导的当代医学人类学哈佛学派走向公共领域的成功代表。如果他当年没有成为凯博文创立的医学人类学 PHD-MD 双学位项目的博士候选人，很难想象他会有今天的成就。

　　值得注意的是，金墉在就任世行行长之后，并没有忘记自己作为《为增长而死》一书主编的公共使命。将消灭疾病与扶贫帮困紧密相连来开展工作正是金墉与其诸多前任的最大不同点。在这个意义上来说，让一个发展的批评者来当领导，应是走向变革的世行之幸。人们有理由期待，日益得到公众关注的哈佛医学人类学的教研体系及其政策实践经验，完全可以在象牙塔之外通过有效的健康服务传递，应用于全球性的疾病预防和治疗以及反贫困实践过程之中，并为决策部门提供坚实的学理基础和实证依据。

《无烟：关于一种社会、道德和政治氛围的
人类学研究》书评

● 潘天舒

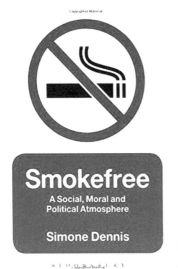

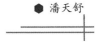

Dennis, Simone. 2016. *Smokefree: A Social, Moral and Political Atmosphere.* Wiley-Blackwell.

直到 21 世纪初，针对吸烟行为和吸烟者的人类学研究仍未成气候。尽管在许多田野场合里，烟酒消费是参与式观察必不可少的一环（包括本书作者在内的研究者要么与研究对象一起吞云吐雾，要么被动地吸入大量二手烟或三手烟）。应该说，到目前为止，相较于那些证明烟草对人体健康危害并呼吁大规模戒烟的科学研究项目来说，对于抽烟行为的社会和文化解释显得尤为不足。当然，这也为人类学者提供了既接"地气"又接"烟火气"的研

究契机。

作者西蒙尼·丹尼斯（Simone Dannis）认为人类学者在研究中应避免在反对或鼓励抽烟这两种立场中选边站队。她独辟蹊径，主张聚焦（禁烟）战争（war），而不是纠结在每一场具体的战斗（battle）中采取何种立场（2016：172）。在书中，她的关切显然不是"人们为什么要吸烟"这类动机性问题，而是当前在澳洲，笼罩着抽烟和抽烟者的，是一种怎样的社会、道德和政治氛围？在十年精心研究的基础上，西蒙尼在书中对公共空间的大众认知以及构建（针对吸烟的）道德谴责氛围的一些常识性概念进行了理性审视。她聚焦于吸烟者和政府之间通过控烟措施而展开的关系分析，而不是常规性地对烟草业和公共健康这两股对抗力量进行理论阐述。

澳大利亚被选为主要田野点，显然也是有意为之。为了实现在 2030 年全民禁烟这一雄伟目标，其政府采取了全球范围内最为严厉的管控措施。作者通过生动的田野描述，将读者带到一个个完全敌视吸烟者的空间：在大街小巷里，抽烟者因扩散癌症的自私行为而被呵斥痛骂；在循环播放的电视戒烟宣传广告里，时时展示实验器皿里盛放的吸烟者遗体解剖后的器官，如同法国奶酪黏性物一般恶心……（这梦魇般的场景在欧美大部分国家都难以想象，更不用说是在我们这个全球首屈一指的烟民大国了）

多数研究者会着眼于吸烟者的行为模式来找出规范烟草消费的良方。作者西蒙尼却选择对吸烟的日常生活体验进行现象学分析。在"无烟"的氛围内吸烟到底是一种怎样的体验？作者刻意关注的不仅是吸烟者的身份认同，还是他们作为社会行动者是如何利用吸烟（吞云吐雾）来挑战身体、物品、场所和时间之间的边界的。比如说，无视法定空间的二手烟透过私人住宅的门窗和墙隙壁缝，如入无人之境。

对于作者来说，思考吸烟意味着思考空气。空气是无限和无历史性（ahistorical）的存在，还是一种饱和的和地方性的物质？作者试图告诉我们将（二手）烟排除出某些空间其实是基于这样一种常识框架：空气是一种纯净的由集体共享的资源。通过空气和烟雾，作者力求得到有关"洁净"空气的归属以及政府部门、烟草公司和普通民众（日常空气呼吸者）三者关系的洞见。

本书分为两大部分。第一部分的三章介绍了作者的核心概念——"无烟"的氛围。作者描绘了过往"恐吓"式戒烟运动以及其他官方控烟行动的历史图景，从而展现出吸烟者在当下司法化氛围里情不自禁产生的特别联想和意象。在第二部分的四到第七章，作者深度分析了吸烟者和国家之间的关系，并探讨在吸烟者和不吸烟者获得和吸收控烟信息之时，各种具身化知识（embodied knowledge）的转化过程。第三到六章的内容应该会引发医学人类学者的浓厚兴趣，尤其是第三章中作者对人类学理论中理性行动者地位的质疑。作者要求同行早早抛弃借助深度民族志来知晓吸烟动机然后为公众解惑这种想法。她批评人类学者过于草率地加入公共健康的阵营，以至于轻易地失去他们展示知识特长的机会（不得不说，本书的封面设计的确有误导读者的可能性）。在她看来，人类学者在田野实践中更应注意那些"前后自相矛盾的逻辑"，因为那才是构成受访对象日常生活世界的特质。

在本书的第五和第六章，作者对于二手烟和三手烟的分析可圈可点。她以有关瘴气的一套陈旧说辞（与毒化的空气接触而感染疾病）为切入点，将话题引向抽烟分析一般较少涉及的阶级不平等这一维度。当一位打工阶层的吸烟者用烟味来污染（公共）空气，他的行为就被认作是侵犯了中产阶层对于没有烟味的正常空气的占有权。作者由此敬告人类学同行：如果一厢情愿地认同全面禁烟的官定目标，那么研究者实际上也参与了在社会和空间层面将吸烟者边缘化的行动。

　　作者在第六章里尝试对三手烟（吸烟后残留的烟草附着物质）进行田野分析。在道格拉斯《洁净与危险》中有关"污染"洞见的指引下，作者暗示读者像三手烟这种藏匿于头发、衣物、沙发、家具和墙纸之上的残留物质，作为一种碍眼的东西，其危险性不言自明。在第七章作者不惜花费笔墨，让读者看到吸

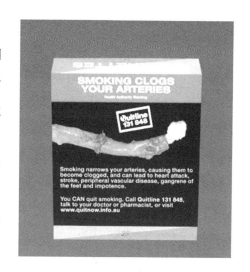

烟者是如何用香烟来进行自我表达的。烟草公司会通过广告宣传手段让吸烟者神游四方，公共卫生机构则将他们拽入腐烂的黑肺深处，而吸烟者在日常生活中却有着将香烟当成一种生命技术（biotechnology）来使用的能耐。作者在书中对一位"调情女梅根"进行了生动的民族志临摹。梅根声称香烟使她的手指显得纤长，口吐烟雾也是她在酒吧里驱赶讨厌的男子的方式（2016：166）。作者由此得到启发，认为对于吸烟的社会功用与手机类似，可以将此作为身体延伸的一部分来进行审视。

　　就写作思路而言，《无烟》的确展现了作者非同一般的人类学想象力。不过，假设作者选择世界烟民最多、烟草公司的中国来进行田野考察的话，是否会对这里缺少澳大利亚那种鄙视瘾君子的"无烟"氛围而感到好奇和欣慰或者无奈呢？她能否在公共健康话语的框架之外找到有意思的切入点呢？

《护理的困境：在美国养老院打工》书评

    ● 潘天舒

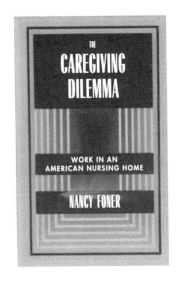

Foner, Nancy. 1994. *The Caregiving Dilemma: Work in an American Nursing Home*. Berkeley: University of California Press.

    美国人通常不会排斥在养老院度过余生的可能性，但对于养老机构的实际生活情形多半一无所知。在《护理的困境》（1994年初版）一书的作者芳娜看来，除非目前的养老趋势有所改变，否则美国人都将在一个"韦伯式的铁笼"内终老谢世。人们有理由把未来的养老院想象成为一个完全为职业人士所掌控的官僚迷宫。

    在本书作者看来，"养老院的故事其实就是护工和入住者及其生活世界的故事"（1994：vii）。以护工的日常工作为田野研究的焦点，作者力图将女性主义理论和"打工人类学"的关切在这部机构民族志作品中加以有机融合。作者的研究发现源自她以志愿者身份在位于纽约市的新月养老院（匿名）所做的为期八个月的田野观察和访谈。在这家有 200 个床位的非营利机构进行参与式观察，意味着作者得干各种杂活，从端送咖啡到铺床、帮助住院老人进食（喂饭）、整理储物柜并且推送轮椅老人参加各类活动。这样她的观察范围得以扩至所有楼层。她与护工一起用餐，工间歇息，并参加入住老人和家属委员会举行的会议。在田野研究期间，她在养老机构内外总共进行了 14 次正式访谈和 20 次非正式访谈。除此之外，她还与养老院的行政人员和家属进行了交谈。

全书各章节的组织很有逻辑性。首先，作者回顾了美国老龄化的人口化趋势、养老机构在护理序列中的地位以及近年来公共政策对医院和养老机构的影响。在这一语境下，作者开始将笔触指向新月养老院，着重描述了这一机构内的护工、护工的背景、专业训练和日常工作的特点。此后的五章围绕各种压力和限制对于护工的影响而展开。针对护工的压力源自病人、官僚层、护工监理、护工的家属和病人家属、护工的同事以及她们自己构建的"打工文化"。每一章都着眼于护工在日常工作不得不面临的护理困境。作者在书的最后一章对养老院工作的矛盾、策略和愉悦感进行了总结，同时对提高充满同情心的护理质量以及加强护理自主性，提出了自己的建议和看法。

护理工作在全世界的任何地方都具有独特性。在新月养老院，少数族裔护工是为病患老年人提供日常照护的核心力量。与美国其他机构相似的是，养老院内入住者和工作人员之间的种族和族裔界限分明。一般来说，绝大多数的入住老人是白人，而护理人员则以黑人（包括非洲裔美国人和来自牙买加、海地和圭亚那等国的移民）和西语裔拉美移民为主。种族差异"更加强化了养老院内部不同群体间早已存在的分化趋势"（1994：149）。更重要的是，护工本身构成一个以女性为主的世界：女性护工，女性护工监理，就连养老院里的女性住院者在人数上也大大多于男性。护工这一地位卑微的群体与入住的富有老人之间的摩擦和互动，是本书民族志描述的一大亮点。

有意思的是，作者将护工和其他国际移民（作者一贯的关注对象）的打工策略做了比较。与在零售业打拼的普通店员不同，护工在养老院有着难以言说的苦衷。这是因为她们必须在不同的空间快速地完成任务（用21世纪的时髦话来说，要有 multi-tasking 的能耐）。零售店的伙计可以磨洋工，但她们得在不"宠坏"老人们（对老人们太好）的前提下完成工作量。同时她们得坚守自己的"地盘"，不出卖同伴，团结一致对付管理方。护工为了维护自主性采用各种策略，使自己能忍受规则的不合理性，与傲慢专横的护士相安无事，并且在日常工作中注入欢乐的元素，同时，她们还必须对有特殊需求的衰弱老人给予额外的护理关注。要做到两全其美，几乎是不可能的。因而，她们所面临的最为严重的困境就是要在与管理层抗争和避免对病人照护产生负面效应之间加以平衡和斟酌。护工们的另一挑战就是如何在保证效率的情况下提供优质照护服务。在绩效文化下，手脚勤快的护工得到褒奖，而那些愿意花更多时间在住院老人身上的护工则会因完不成任务而受罚。

对于作者来说，护工是极为复杂、具有丰富情感的个体。绝大多数人与其照护对象建立了一种依附关系。然而，被照护者与照护者的利益却又是互为对立的。一旦有冲突发生，管理方几乎一面倒地维护客户（住院者）的权利和诉求。与此同时，作者本人作为夹在养老院管理方和护理人员之间的特殊"外人"，常常会觉得自己的忠诚度在受到严酷田野现实的考验，不时陷入伦理的困境。

　　在非西方社会这一传统上受到人类学者凝视的"异域"，老年人通常是最为可靠的田野资料来源。然而，当人类学者开始将目光投向自己所处的社会环境时，却失望地发现养老院这一老年人聚集的场所，基本上是田野研究者的禁区。成书于多年之前的《护理困境》对于普通读者认识养老院所在的生活世界，对于健康照护领域的学生、学者以及相关政策制定者的研究和实务实践，仍不失为一部值得重视的机构民族志佳作。

《不老的自我：迟暮人生的意义源泉》书评

● 潘天舒

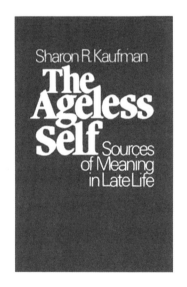

Kaufman, Sharon. 1986. *The Ageless Self: Sources of Meaning in Late Life.* The University of Wisconsin Press.

本书作者为山加州大学旧金山分校（UCSF）资深医学人类学家莎伦·考夫曼（Sharon Kaufman）。在书中，考夫曼通过丰富的案例呈现，聚焦老年群体对于自身生活体验的审视和，进而探讨在当今美国作为一名老人的意义所在，这在很大程度上弥补了老龄学相关研究文献的不足与缺陷。

正如本书副标题所示，作者关注的重点是生命周期的延续性，即老年人是如何通过联结和整合他贯穿一生的体验来建立其自我身份感的。岁月沧桑的确给老年人带来了生理和社会方面的变化。对于接受作者访谈的那些长者来说，老年体弱这一"自然规律"本身并不能成为有意义的身份建构。老年人的身份感源自他们对自己整个人生的反思和评判的复杂过程。

作者对老年身份认同的探讨主要基于她与 60 名 70 岁以上加州城市居民（白人）所进行的田野访谈，受访对象心智活跃而且处于良好的健康状态。作者与这一群体中的 15 名长者进行了深度访谈，其中六位讲述的人生故事成为这部民族志的一个聚焦点。在书中作者围绕老年人"身份认同的构造组件"这一主题展开分析。当长者进行人生叙事时，他们会构想出某一主题，或者用"象征性的力量来呈现出某种意义的认知区域"（Kaufman，1986：25）。其表达的主题都与某一个体特定的情形相吻合。长者的讲述还"特别定义了一个持续不断的具有创造性的自我"（Kaufman，1986：149），这也正是作者在书中反复强调的一个观点。处在老年期的人们并不是在突然之间就会有一系列的叙事主题（这与许多研究者的预想完全不同）。相反，是诸如他们生活遭遇中对财务安全或自我决定的需求这类"主题"使他们渐渐有了对自我的认识和表述。正是这种主题的延展性和持续性促使作者关注到"不老的身份认同"和"不老的感知"。所谓持续性是指叙事主题不是处在固定不变的近乎静止的状态中的（这恰恰是定量问卷难以避免的数据呈现结果）。

作者认为老年人在变化需求中积极地寻找持续性，"他们在新的语境下通过调适来构想出现有的主题，故而一种熟悉的和统一的自我感知在老年阶段得以完美地呈现出来"（Kaufman，1986：152）。书中三个老年人生故事的陈述充分展示了个体身份认同和体验的独特性。作者基于观察，指出这些故事的主题是文化和社会的产物，属于特定的年龄段，并且为当事人在美国特定历史阶段成长的经历所塑造。在第三章中，作者阐明：诸如友谊和家庭纽带、社会经济身份、教育和职业工作背景等结构性因素就是她所收集的老年人生故事的意义之源。这些结构性因素为理解老年人如何做出选择和对人生际遇的反应提供了必要的语境。第四章着重探讨诸如成就感、产出能力（productivity）和独立等价值观如何成为故事主题的基础。

作者对于长年坚守的价值观在老年阶段如何被"容纳"和适应的分析，应该是本书的一大亮点。老年学学者通常认为：美国老年人在面临文化断裂时会紧紧抓住早已不合时宜和无法实现的价值观。而作者却强调老年人价值观的持续性及其高度的调适性。正如书中的三个案例所示，老人们尤为擅长"在当下情境中重新解读其人生体验，使其具有新的意义"（Kaufman，1986：127）。本书的最后一章题为"不老的自我"。作者整合个体一生体验的叙事主题使老人能以坦然的态度对待自己人生的实际遭遇与（美国）文化对人生规划的（理想化）期待之间的落差。

比起作者的另外三部民族志（《医生的故事》《常规医疗》和《人之将死》），《不老的自我》在影响力方面略逊一筹。尽管如此，这部出版于多年前的作品对于当今从事跨学科老龄化定性研究的学者来说，仍有诸多值得关注和效仿之处。下列三点尤为值得我们重视：首先是如何克服老年学研究中普遍存在的老年人"失声"的缺陷和不足，以丰富的田野资料弥补僵化的统计数据。其次是如何在研究中关注"老年"个体的整个生命周期，而不局限在"年老体衰"的迟暮时段，将老年视作动态的人生，而非夕阳西下的瞬间。最后，是作者精心裁剪访谈材料和讲述"老年故事"的技巧，使全书在文本呈现方面比一般"定性研究"作品更为自然和流畅。

注：作者考夫曼在 2014 年秋曾经访问复旦。2017 年 9 月作为资深复旦

学者项目的特邀教授，在复旦大学复旦–哈佛医学人类学合作研究中心进行
教学和科研指导工作。

《医生的故事》书评

● 郇建立① 潘天舒

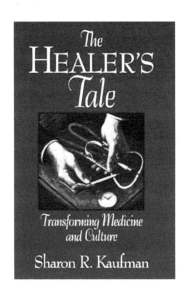

Kaufman, Sharon.1993. *The Healer's Tale: Transforming Medicine and Culture.* University of Wisconsin Press.

　　《医生的故事》是加州大学旧金山分校医学人类学家考夫曼教授的第二部作品。在书中，考夫曼通过讲述"愈疗者"（医生）的故事（如标题所示），力图从业界资深人士的角度来审视和回顾作为一种文化制度的医学实践过程，并探索医学对于医者人生的意义。作者多年来精心写就的七位受访医生的生活

---

① 郇建立，北京科技大学文法学院教授。

史材料，构成了本书医学转型研究的核心内容。七位医生来自外科、内科、精神医学、儿科和妇产科等不同专业领域，分别出生于 1906 年、1907 年和 1908 年。然而，作者并没有中规中矩地罗列出七篇"名医小传"，而是以医学的历史发展脉络来组织书中各个章节。第一章在论述医学、自然和文化关联性的基础上，对七位医生进行了概要介绍。书的第一部分关注的是 20 世纪 20 和 30 年代成为医生必经的职业历程。第二部分则审视了 20 世纪 30 年代医学专业化的进程。第三部分讲述的是有关 20 世纪 30 和 40 年代全科医生、科学家和治疗者的故事。第四部分则描述了第二次世界大战之后直至 20 世纪 70 年代医学界逐渐扩展的权力和影响。在全书的结尾部分，作者着重讨论技术的爆发式发展对于当今医生和患者所造成的道德困惑。

作者考夫曼认为在健康与生命领域，医学知识及应用的进展已经彻底改变了我们的知识、局限和希望。从这个角度说，医学在当代社会扮演了一个激动人心的角色。每一次实验室的新发现，每一次外科手术的新进展，每一次实验药物治疗的问世，不仅促使我们重新思考医学的治愈能力，还扩展了我们关于身体寿命和"正常"健康的看法。而作者之所以写《医生的故事》，正是因为她意识到了当代医学研究和实践这种令人回味的性质。作者意欲考察在医学中占主导地位的手段和目标的发展。西方医学中"技术至上"的手段与其"道德至上"的目标——挽救生命和管理病程——是一对搭档。作者想研究 20 世纪医学的当事人，在其职业生涯中是如何感受和体验急剧变化的手段和目标的。

作者之所以关注生活史的研究方法，而不是其他类型的历史材料，是因为她坚信：当事人关于个体选择和实践的反思是理解当前医学困境的宝贵资料。考察个人的叙述，不仅有助于了解我们如何从过去来到当前，还有助于了解我们如何设想未来。这种叙述既是识别和考察手段、目标、价值和实践之发展的原始资料，也是 20 世纪医学转型及其社会影响的鲜活记录。

诚然书中的七位受访医生是精心挑选出来的，是"历史的见证人"。他们的生活史能够说明，医学以何种方式对社会和我们自身产生了如此巨大的影响。七位医生都受训于抗生素和高科技出现之前，都是在 20 世纪 30 年代之后一直从业，所以，他们看到了医学的急剧变迁：从以安慰和照料为目标的受人尊敬和义不容辞的职业，到以创造和管理治愈为目标的强大专业，再到目前神灵般地以重新创造人类生命为目标的令人不安的追求。这些在自己的职业领域都是佼佼者的医生推动了这些变迁。他们的生活史提供了关于医学转型的个人看法和主体视角，他们的叙述揭示了"局内人"如何理解 20 世纪美国医学不断变化的目标、失意和理想。

通过写作这样一部别致的医生生活史，作者试图了解社会价值、期待和态度，以及科学观念、疾病和治疗，如何影响了他们的职业进程和几十年的发展变化。在田野研究过程中，作者特别要求受访医生去思考不断变化的医学价值对他们的生活和他们的专长的影响。同时，还不失时机地让他们讨论美国 20 世纪 20 年代和 30 年代的价值观念在他们的职业进程中发生了怎样的改变。

最近几年，人们比较关注影响了战后美国医学的政治、经济和制度因素。而本书描述的七位医生的故事是医学发展的直接体现，因为个体的医生把那些更大的力量仅仅视为背景。作者搜集他们的生活史并揭示了在 20 世纪中期，美国医生是什么样的，他们又是怎样从业的。生活史是一个有用的方法，因为它有助于我们通过时间来洞察医生职业生活的本质和细节。

作者的一大宗旨就是让医生描述他们的职业生活，以便说明医学专业如何造就了他们，以及他们如何叙述自己遇到的机遇和面临的限制。她把这些叙述视为医学文化、传统和不断变化的价值观念的例证，同时，她还把它们视为我们当前社会和伦理争论的参照点，并试图通过呈现医生的个体选择来理解医学的价值、发展和变化。生活的结构和细节为读者提供了一幅自我在文化中的画面，而这正是政治学和制度研究所忽视的。医学既界定了人类潜能，又掩盖了人类本性。医生的生活史为我们理解医学的这种主导作用提供了一个基础或者说一种视角。生活史之所以是一种出色的方法，还因为它同时描述了自我和文化。生活史的细节为不确切的概念，如"技术至上"和不断变化的角色，增添了明确性和具体性。通过个体经历的棱镜来看社会变迁，我们能够摆脱不确定的概括，并进入个体的意义构建这一不为常人所知的微观生活世界。

《常规医疗：非常治疗、延续生命与医疗
有效性的界限》书评

● 潘天舒

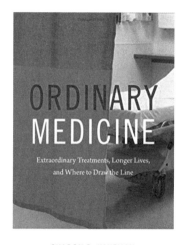

Kaufman, Sharon. 2015. *Ordinary Medicine: Extraordinary Treatments, Longer Lives, and Where to Draw the Line.* Duke University Press.

　　《常规医疗》是美国加州大学旧金山分校资深医学人类学家考夫曼教授出版于 2005 的《人之将死》（*And a Time to Die*）一书的续篇。通过综合健康政策、卫生经济和生命伦理论辩的历史性分析，作者针对美国人执着迷恋完全由高技术掌控和维护的代价昂贵的"长寿"（longevity），提供一种基于数十年实地持续跟踪研究的人类学田野视角。作者的微型民族志案例分析显示，诸如器官移植和植入心律转变器和除颤仪等复杂的医学干预手段已经成为

"常规医疗"不可或缺的组成部分。尽管在常人眼里，这些延长生命的手段极不寻常，但在社会高度医疗化（the medicalization of society）的情境之下，它们被视作有效和必要的科学干预。

在书中，作者聚焦这种延长寿命的医疗手段的"常规性"系统化建构历程及其后果。在日常实践中，如果不对临终的年老患者使用某种最新技术手段，不但难以想象而且有违伦理，哪怕是在死亡随时来临，甚至是病者及家属都有心理准备的情形之下也是如此。在作者看来，其结果必然是患者家属不得不接受的一个极不公平的选择：要么同意进行极端的医疗干预，要么就为亲人的"加速"亡故而承担责任。作者指出造成这一难堪局面的一大因素来自美国难以为继的医疗融资体系。其中尤其值得注意的是，为65岁以上美国公民所享有的医疗保险（Medicare）对于老年日常护理服务以及产品的更新和扩充起到了推波助澜的作用。然而，在作者看来，实验性治疗（experimental therapy）的日趋常规化已经引发出一系列连锁事件，而老年医疗保险可支付部分就是其中的一个环节。值得人们注意的其他环节则包括不断向市场推出新产品的医药和医疗仪器产业、负责批准产品上市的食品与药物监督管理局（FDA）以及在随机对照结果基础上做出判断和推荐使用的医生，其结果就是患者及其家属以及医生不由自主地陷入了一个"医药-产业混合体"。他们发现自己无法拒绝那些在患者生命晚期所进行的越来越复杂的技术手段干预，尽管有许多迹象表明在干预过程中患者及家属的身心健康实际上受到了不同程度的损伤。

本书的一大理论贡献来自作者考夫曼针对个人延长生命的欲望与社会总体需求之间的生命伦理张力所做的分析和深思。作者在田野研究中发现，大多数人在面临有风险且效果并不确定的医疗干预和接受确定发生的死亡这两种选择时，通常会选择前者，即便是那些忍受进一步治疗病痛折磨的八九十岁的高龄病人也不例外。对于病人和家属来说，这些都是极为痛苦的决定。对于在决策过程中毫无发言权的旁观者来说，这样的决定也会产生直接或者间接的影响。比如说，如果将器官或其他稀缺资源用于较为年轻和更加健康的患者，而非行将就木的老者，显然可以避免费用的不合理增加和资源的过度使用。

作者在书中追溯了一些年过八十的患者接受来自年仅四十的匿名捐献者的肝脏或肾脏移植的过程，而究其原因，是"医疗的目标和医生的责任……在于为眼前的患者提供最好的保障。而与之冲突的目标，即确保每一个移植的器官能获得最长的寿命，已非关键因素"（Kaufman，2015：224）。

此书为目前国际学界正在进行的有关健康融资和医疗资源分配的生命伦理争论提供了理想的案例讨论素材。尽管作者并没有提出如何解决困扰美国医疗体系的衰老和死亡危机。但她指出，这场危机最主要的受害者是病入膏肓的年长病人，如何找出高技术干预手段之外的照护垂危老者的更好办法，是学界义不容辞的责任。

《对社会的热情：我们如何思考人类的苦难》书评

余成普[①]

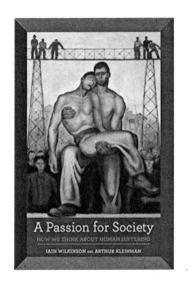

Wilkinson, Iain and Arthur Kleinman. 2016. *A Passion for Society*. The University of California Press.

《对社会的热情：我们如何思考人类的苦难》（*A Passion for Society: How We Think About Human Suffering*）是由社会学家伊恩·威尔金森（Iain Wilkinson）和医学人类学领军人物凯博文合作的著作（加州大学出版社 2016 年出版）。两位作者致力于打造社会科学的新的可能（或者是回到社会科学的

---

① 余成普，中山大学人类学系教授。

原初目的），那就是我们不仅要研究社会，而且需要回应社会的苦难。照护和关爱（caregiving）的日常实践，不仅让我们获得社会理解和社会意识，更重要的，它是我们对人类苦难回应的可选途径。

通过追溯苦难和社会科学的发端，他们认为，社会科学的起源本身就存在于工业化的大背景以及人道主义兴起的时代。同情和道德情感本身就嵌于社会科学的内在属性中。一些早期的社会调查先行者，他们通过"做点什么"来见证和回应人类的苦难，这不仅在于帮助那些深陷苦难的个体，也在于帮助整个族群、社区和社会。因为苦难本身就是社会的某个部分造成的，所以其干预也应该指向社会。但社会研究的专业化和制度化（尤其是新自由主义和"科学"意识形态的影响），让这些改良和行动的旨趣付之阙如。社会从一个充满苦难、有血有肉的实体转变为充满统计数据的抽象对象。专业的研究失去了人性的光芒。

当下世界，虽然贫困、饥饿人口正在减少，但苦难并没有离我们远去。看看今天的难民、穷人、边缘人群、家庭破裂者，有些是结构性暴力的结果。人们经历的失业、辍学、慢性压力等，虽然内在于个人，但经常是一种集体性的遭遇和体验。面对人类的遭遇，有关苦难的书写本身就是一种行动的力量。通过对苦难的充满人性的田野观察，不仅可以引起道德讨论，也可以唤起社会的关注。在这个过程中，我们渐渐获得社会的意识，即我们是社会的一部分，我们应该对他人的苦难给予回应，并提供照护。在这个意义上，我们当然需要米尔斯的社会学的想象力，更需要人道的社会想象力：社会不仅是我们批判和反思的对象，也是我们照护的主体。社会科学的价值应该寻求对社会照护实际行动的参与。通过对他人的照护，让我们更为深切地理解社会生活是如何可能和维系的，以及对他人来说什么才是至关重要的。

　　面对人类的苦难，社会科学学者需要对社会充满热情，去做比揭露那些给人类带来伤害的社会情境更多的东西。那就是积极投身到社会实践中去，给予受难者以照护，以使他们获得可能的恢复和治愈，尽管这可能充满挑战、挫折，甚至面临着政治的压力。就像简·亚当斯（直到近些年才被追认为社会学家，她因争取妇女、黑人移民的权利而获得 1931 年诺贝尔和平奖）、法默、金墉、费孝通（社会学家和人类学家，一生志在富民，积极回应所处时代的集体苦难）等学者那样，他们都是在 "doing sociology and anthropology"。他们的照护模式源于对社会理论的深思熟虑、对殖民和后殖民社会历史的熟知，以及对当地苦难状态的深刻体验。以这种方式开展的对社会苦难的回应，是一种社会热情的回归，是社会科学的应有之责。

　　"照护"是凯博文教授最近几年力推的主题，这既与他的学术背景相关，也与他长期照顾患病妻子凯博艺的经历有关。相关讨论可见他在《柳叶刀》等杂志发表的系列文章。

　　本书获得了包括阿马蒂亚·森（1998 年诺贝尔经济学奖获得者）在内的众多学者的推荐。

《不健康的社会：不平等带来的苦痛》书评

● 潘天舒

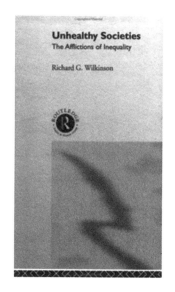

Wilkinson, Richard G. 1996. *Unhealthy Societies: the Afflictions of Inequality*. London: Routledge.

　　最富有的国家能否造就最健康的社会？社会流行病学家威尔金森在他的TED演讲《经济不平等对社会的伤害》中，用让统计数字讲故事的方法，有说服力地给出了否定的答案。早在 1996 年出版的《不健康的社会》一书中，威尔金森教授就发表了他对社会均衡度与国民健康状况之间关联度进行研究的初步成果。在该书中，威尔金森告诉读者：最健康的社会往往不在最富有的国度。通过分析来自全世界的实证数据，威尔金森发现在死亡率和收入分配模式之间存在着明显的关系。例如：日本和北欧诸国的国民在医疗卫生方面得到的福利和服务以及健康状况，要明显高于美国的人均水平。尽管从经济层面来说，美国是全世界亿万富翁最集中和医疗技术最发达的社会，然而就维护社会公正的努力而言，它却大大落后于其他的发达工业国家。这是因为社会越健康，经济收入分配就越趋向于均衡，社会整合度也越高。况且国家的富足不一定意味着其人口健康状况就能得到相应的改善。同时，死亡率和收入分配模式之间也有一定的相关性。贫富差距的扩大会大大地削弱社会凝聚力，使社会成员难以应对来自疾病和痛苦的风险。

　　在威尔金森看来，社会孤立感的加剧和处理压力能力的缺乏会在健康指标中得到明显的反映。因此，社会的健康程度取决于社会契约的强度、国民的安全感和社区内部纽带等综合因素。他的观点在此后出版的《不平等的影响：如何使病态社会变得健康》以及《不平等的痛苦：收入差距如何导致社会问题》得到进一步的阐述，充分体现了他矢志改造现状的真挚性情。

　　学界针对威尔金森的观点有着不尽相同的反应。支持者认为决策者和政治家必须正视本书所揭示的严酷现实：对于市场关系的过度重视以及对于财富的疯狂追求使得许多社会成员成为失败者，因而以人道和负责任的社会政策来帮困扶弱势在必行。有的学者则认为他的统计方法有瑕疵，未能呈现出收入不平等与不健康之间明显的因果关系。在威尔金森研究的气氛之下，社会学者开始关注微观层面的社会支持指标，如：个体从亲近关系中得到情感支持的程度，能否与密友进行私下交流等都能显示出其生理和心理健康状况的好坏。

　　威尔金森以数、图、文并茂的方式讲述着他的故事，向亿万受众传达了一个正在成为社会学界和人类学界的共识：社会的健康程度并不取决于经济发展的速度和财富的积累；而社会成员的生活品质与社会公平之间，却有着紧密的关联性。

《没有哭泣的死亡：巴西日常生活的暴力》书评

● 潘天舒

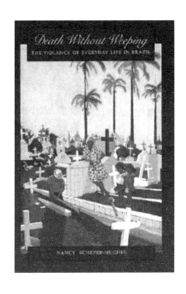

Scheper-Hughes, Nancy. 1993. Death without Weeping: the violence of everyday life in Brazil. University of California Press.

谢佩尔－休斯（Scheper-Hughes）是当代著名的医学人类学家，多年来对从精神健康到器官移植等一系列与身体和心理有关的议题发表过引人注目的研究成果。然而，使她在人类学领域声名鹊起的，是一部长达600多页、题为《没有哭泣的死亡》的民族志力作。该书对于母爱普世性的人类学反思，还有由此引起的广泛争议不仅给她带来了声誉，还带来了困扰。

对于传统的人类学者而言，婚姻和生育是一切亲族制度的基础，因为二者所造就的纽带足以将所有的亲属关系联结在一个紧密和持久的合作结构之中。然而，面临由极度贫困、饥饿和疾病以及移民造成的艰难境况之时，诸如母亲和子女这样的"天生纽带"是否还像人们想当然的那样坚不可摧？这是《没有哭泣的死亡》一书作者谢佩尔-休斯着力探讨的议题。早在20世纪60年代，作者作为和平队的一员就在巴西基督教堂镇目睹了令她难以忘怀的一幕：新生婴儿成批夭折，而亲生母亲似乎无动于衷。为此谢佩尔-休斯在一个叫作阿尔托·克鲁赛罗的贫民窟进行了长达25年的田野研究。她发现：这种貌似冷漠无情的"弃婴"行为是一种不得已的文化反应，其根源是居高不下的婴儿死亡率。在贫困和营养不良的恶劣条件下，无论是母亲还是包括天主教堂在内的社会机构，都已经对婴幼儿的夭亡熟视无睹。在日常实践中，贫困无助的母亲会在嗷嗷待哺的婴孩中，挑选出她认为有生存能力的"斗士"，继续抚养其可能成为社会人的幸运儿，同时忍痛舍弃那些看来"要死"的羸弱者。

这种由于贫困而导致的间接弑婴行为被作者称之为"死亡率的现代化"（the modernization of mortality），是处在快速发展期的巴西国内贫富死亡率差模式显著差异的真实反映。死亡率的分布在巴西极不均衡，而社会底层是高死亡率的集中区域。处于贫病交加中的母亲，会有意无意地把看上去奄奄一息的婴儿当作"天使宝贝"送往天国（即遗弃在天主堂）。早夭的新生儿被草草掩埋，没有特殊的葬仪，坟墓也不做任何标记。当地的天主教信仰为这种间接的弑婴行为提供了意识形态方面的支持。因为母亲们愿意相信她们死去的宝贝们在天堂定会安全无虞。她们不能露出伤悲的样子。因为如果她们哭泣的话，眼泪会沾湿"天使宝贝"的翅膀，使他们无法飞往天堂。

对于西方的母婴天然"绑定"理论（bonding theory）的质疑和反思是本

书最出彩也是最具争议之处。基于在巴西长期深入的田野体验，谢佩尔－休斯认为母子之间的绑定绝非与生俱来。在更多的情况下，母子的黏合关系完全可以在婴孩降临人世数年后形成。这种貌似滞后的母子绑定模式与巴西贫穷人群的高婴儿死亡率紧密相关。如果母亲在孩子呱呱落地时就产生强烈的纽带黏合感，那么她就完全有可能会因为其早逝而悲痛欲绝。换言之，只有在一个低生育率和低死亡率的社会环境里，人们无需担心婴儿的生存境况，才会对母子"绑定"和黏合理论深信不疑。谢佩尔－休斯的观点引发了人类学界有关母爱的普世价值的争论。一时间不管是美国还是巴西本土的同行们都为此展开了激烈论战。

　　二十年之后，这部民族志对于当代处于剧烈转型期社会的田野研究仍有跨文化比较的学理价值和启示。对于如何关注和反思经济发展（高速城市化和移民潮）对于农村社区的影响，尤其是穷人群体为此付出的健康代价和蒙受的苦难，谢佩尔－休斯做出了极具前瞻性的探索。

《暴露的生命》书评

● 胡凤松

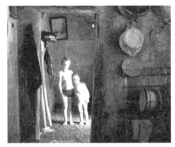

Petryna, Adriana. 2002. Life exposed. Princeton University Press.

　　本书作者阿德里亚娜·佩特拉纳（Adriana Petryna）为美国宾夕法尼亚大学人类学讲席教授。在这部题为《暴露的生命》（*Life Exposed*，2002）的民族志作品中，作者围绕生物公民权（biocitizenship）这一概念，力求探析处在后社会主义转型时期的乌克兰如何利用生物公民权来构建民族国家，公民如何利用生物公民权来获得经济利益来应对从社会主义苏联转向民主化的乌克兰过程中的不确定性和无常，以及在这个过程中科学作为一种"知识"如何被生产出来，其扮演了何种角色等问题。

佩特拉纳的作品受到福柯生命权力（biopower）的影响，但是相比于福柯的生命权力，她所描述的生物公民权更能够让人看到权力在个体生命上的运作，也更能让人看到个体在这个过程中的挣扎和所展现出来的能动性与生命的生机；同时她所描绘的生物公民权将不同个体的差异性（如种族、性别、阶级等）展现了出来。如果说，常规意义上的公民权（citizenship）是指公民所拥有的与生俱来的自然和法理权利，那么在苏联解体后建国的乌克兰，生化灾难造成的破坏、科学知识和社会苦难等则为普通民众诉求公民权提供了一个特殊的语境。而福柯所说的生命权力无法展现这种内部的差异性和多元性，由此佩特拉纳所讲的生物公民权具有了政治经济的批判力，既展现了权力的运作，最终也指向了不平等。

《暴露的生命》围绕切尔诺贝利核事故展开叙事，其民族志素材源自作者在独立后的乌克兰首都基辅的实验室、临床诊室、公共福利机构和非政府组织所展开的田野调查（2002：5）。作为一名在核事故发生后率先对政治和社会层面的灾难性后果进行系统性检视的人类学者，佩特拉纳的研究兴趣聚焦于两个方面，即：来自科学技术和政治层面的行动者对于核灾难的认识和反应，以及核灾难对于普通民众日常生活的冲击。彼时的乌克兰，由社会主义转向民主政体，经历着剧烈的市场化转型，严重的通货膨胀和高失业率让乌克兰人苦不堪言。佩特拉纳提出生物公民权这一富有解释力的概念，解释在这一背景下乌克兰政府和公民策略性地使用生物公民权以获得自身的利益。本文以佩特拉纳（2002：131-148）在民族志中记录的列夫的故事为例来说明这一点：

列夫是一名出租车司机。1986 年，列夫作为志愿者在污染区工作了 35 天。他的任务之一是开车带陆军将军视察那些掩埋着已经受到污染的技术设备的地点。根据列夫的叙述，他至少受到了 25 雷姆的辐射，但是登记人员根据总部的辐射量做了登记，仅为 9 雷姆。这让他几乎得不到补偿，而登记为 25 雷姆至少可以得到工资的十倍补偿。后来列夫被诊断为植物血管张力障碍，这意味着官方认为他的疾病和辐射无关，也意味着他得不到任何补偿。实际上，植物血管张力障碍或放射恐惧症是用于过滤切尔诺贝利事故有关索赔的常见诊断。从中可以看出科学是如何被苏联政府和科学家策略性地制定和使用的，以达到减少补偿和掩盖事故严重性的目的。

1986 年，列夫开始组织出租车公司的工作人员罢工，这些工作人员都曾在污染区工作过。但是并未取得多大效果。1991 年，乌克兰独立，列夫的抗议活动终于得到了回报。官方去除了植物血管张力障碍的诊断，取而代之的是主动脉狭窄和动脉硬化，并且在系统中将他登记为残疾人，由此列夫可以领取相应的补贴金。乌克兰政府和类似列夫这样的人共同谴责苏联的不负责任和腐败，在这个过程中，乌克兰政府树立起自己独立政府、民主政府的形象，这对民族国家的建立来说至关重要。

不过，列夫总是会夸大自己的病情，想尽办法利用自己的症状获得更大的补偿。而且列夫积极地学习相关的知识，将自己的身体状况与这些知识关联起来。此外，列夫不仅自己策略性地使用这些症状，还鼓励周围的人加入到这一行列中。比如说，基尔正是通过列夫才知道，需要整理自己病情的记录、积极获取相关证明来获得自己的权利。列夫还为基尔引荐了一位顶级的心脏病学家以让基尔获得病情证明。不过列夫想要得到基尔精心制作的渔网，作为自己的回报。最后基尔被定为三级残疾，一个月补贴金为 40 美元。有医生告诉基尔，花费 400 美元，他可以帮助基尔从三级残疾提升到二级残疾（最终基尔没有接受这场交易）。列夫三级残疾的补贴是每月 153 美元，而且他即将提升为二级残疾。他能够获得更多的补贴以及提升到二级残疾，是因为列夫利用自己的各种症状，将其表述得非常严重，这表明了权利分配过程中经常出现的不平等现象。另一个不平等的例子，列夫向佩特拉纳抱怨当年自己开车带的将军被定为一级残疾，而自己只有三级残疾，能够得到的补贴有巨大差别。

列夫和基尔都非常贫穷，由于核辐射身体非常糟糕，工作非常困难。残疾所带来的补贴金是他们得以生活下去的重要经济来源。

从列夫的故事中，我们可以看出生物公民权的几层含义：

首先，后社会主义的乌克兰通货膨胀严重，失业率高，国家福利体系并不健全。乌克兰人民生活非常艰难。在这种背景下，很多人都想要基于残疾的补贴金。于是，根据科学和法律的标准，一部分人被筛选出来，其生物损伤得到官方的承认和定级，获得相应的补贴金。为了能够被筛选出来，乌克兰人民需要强调自己的生物公民权，不断重申和展示自己的症状，甚至夸大自己的症状，努力地获得核辐射的医学证明。在这个过程中，乌克兰人民会调动自己的资源，利用正式或非正式的关系，如列夫介绍基尔结识心脏病专家，以获得证明；而人们也借机从中获利，如列夫想要基尔精心制作的渔网作为回报，医生利用自己的职务之便，想要从帮助基尔提升残疾等级中获利。换言之，这些政治经济地位低下的底层人群在面对未来的不确定性和制度的混乱时，学会了和国家协商，策略性地利用相关知识和自身的痛苦，让自己获得相应的利益，从而更好地生存。

其次，乌克兰政府独立后，为了证明自身的合法性，谴责前苏联的不负责任和腐败、对切尔诺贝利受难者的不管不顾。相比之下，乌克兰政府降低了获得补偿的核辐射剂量，让更多人可以得到补贴金，以显示其对人权的重视；成立新的社会福利和科学机构，专门为受到切尔诺贝利核辐射的人服务。但是乌克兰政府的社会保障基金本身不足，所以在强调人权和基于生物公民权对残疾人进行补偿，形成社会接纳系统（social inclusion）之时，也形成了社会排斥系统（social exclusion），一些人因为没有像列夫或基尔一样采取罢工、借用资源等形式，被排除在了接纳系统之外。社会接纳和社会排斥系统之间的分界线是根据科学研究和标准的变化、个体证明自身受到核辐射损害的能力和资源（和个体的阶层、社会地位、性别等相关）、国家的政策变化等不断移动的。同时，即使被这一系统接纳的身体状况相同的人，也会因为阶层、社会地位和性别的不同，获得数额不一样的补贴金。不过即使有各种不平等和腐败问题，乌克兰政府依旧能够成功地运用这一策略获得自身的合法性，社会主义中民众对国家的依赖和信任这一遗产起到了至关重要的作用，即民众仍然希望通过国家的公共卫生系统和福利系统解决自己的问题。此外，乌克兰政府在这个过程中，利用生物公民权获得了国际社会的援助和同情。比如1996年，美国国务卿到访时，基辅市医院的新生儿病房里展示的全是受到切尔诺贝利影响的新生儿，医生认为这些政治家近距离看到这些切尔诺贝利儿童，对乌克兰会有帮助，这展示了乌克兰受害者的形象，而且可能会带来大量的援助（Petryna，2002：8）。

再其次，公民权本是与生俱来的，似乎不需要民众过分强调。但是乌克兰人民强调生物公民权，因为这关乎着他们的生存，关乎着他们的生与死，故而辐射研究中心的一位医生说出了一个合乎情理的悖论："在这里，健康是最糟糕的情况。"（Petryna，2002：88）被官方认定为"健康"，意味着被抛弃；"疾病"是某种保护，可以抵御无常和失序。由此民众想尽办法将自己从公民转化成生物公民。列夫和基尔如果得不到补贴金，生活根本无法继续。佩特拉纳讲述了艾莉娜的故事。艾莉娜是一个因为辐射而患甲状腺癌的 15 岁（1994 年）小女孩（于 1992 年被诊断出甲状腺癌），她的生长发育受到了严重的影响，是一个长不大的"娃娃"，正在医院里接受治疗。而基于生物公民权所获得的身份和补贴，使得这个小姑娘可以接受治疗，免于死亡。但是由于甲状腺癌，这个小姑娘的性发育几乎停滞，未来基本上不可能生育（基于性别造成的影响）（Petryna，2002：77–81）。

最后，核辐射科学的开放性和变动性，以及不同主体对这种开放性和变动性的策略性使用，让生物公民权处于不断协商和变动的状态。切尔诺贝利事故中释放的有害粒子，其数量、种类、物理变化、持续时间、潜在的身体伤害等都是人类初次面对的，由此形成了一个充满争论的领域。一方面，不同的研究者接受不同的赞助，发表各不相同的意见，或者达到不同的目的。如苏联将很多人诊断为植物血管张力障碍（列夫在苏联时期得到的诊断）或辐射恐惧症，以掩盖事故的严重程度和减少补偿；而在乌克兰独立后，其被诊断为受到核辐射的伤害。又如苏联以 35 雷姆的标准来确定是否给出长期的补贴，乌克兰使用的是 7 雷姆的标准，虽然这让更多人可以得到补贴，但是故事的另一面是需要更多的人进入到污染区中进行清理工作，因为为了避免超过这一辐射标准，单个工人的工作时间必须缩短，而只能通过增加工人的数量来完成这些工作（Petryna，2002：23）。又如伊万的父母为了让伊万获得补贴金，通过自己的关系让伊万成为研究对象；科研人员对此也非常感兴趣，因为伊万的母亲在怀孕期间暴露于核辐射中，通过研究伊万，可以了解产前暴露和孩子健康的关系。最终通过脑电图检查，研究人员发现了伊万大脑有髓质性病变（这在很大概率上对他的健康影响不大），由此伊万被"确诊"为受到核辐射影响，伊万在获得补贴金的同时健康感也被剥夺。而且实际上，正如佩特拉纳所言，"在另外一个国家，伊万可能就是一个健康人"，这表明政府、个人、家庭、科学家等如何作为不同的主体加入到具有开放性的核辐射科学研究中，塑造着看似"客观"的研究，而在这个过程中亦完成了利益的分配：科研人员发现了科学结论，伊万获得了补偿（Petryna，2002：181-190）。另一方面，不同人根据自己的理解和生命经历，将各种各样的症状和生活问题都归结为核辐射，形成弥散式的痛苦，借此伸张自己的权益。如列夫因为阳痿而和第一任妻子离婚，他将阳痿的原因归结为核辐射（Petryna，2002：135）；如安娜（女儿）、维塔利（继父）、奥科萨娜（母亲）因为在核爆炸之后的几天去基辅完成安娜的肾脏手术，从而遭受到辐射。这之后，安娜漂亮的头发几乎脱完，继父担心得癌症，和安娜关系非常糟糕；母亲不愿和维塔利生孩子而堕胎19次，因为担心女儿安娜失去维塔利的关注。最终安娜离开了自己的家庭，以摆脱家庭内部紧张和压抑的氛围（Petryna，2002：chapter 3）。

总而言之，佩特拉纳在《暴露的生命》中提出的生物公民权，展现了后社会主义乌克兰政治、经济、科学的复杂图景。她通过民族志的写作，展现了一个情境性的、地方性的从社会主义转向民主化政体的过程，细致地分析了其中的权力关系，并且讲述了乌克兰人民是如何利用有限的机会和选择来生存、来为自己创造生活的生机的。一方面，政治转型后的乌克兰民众充分利用了信息权对政府施压，从而得到对于自己所遭受苦难的福利补偿。另一方面，核灾难的后果使得乌克兰国家层面的福利制度被迫扩展，西方新自由主义预言家所期待的以自由市场为特征的资本主义经济转型并没有完成。因此，佩特拉纳彼时所提的生物公民权是想要加入后社会主义转型研究的学术讨论，试图以医学人类学作为视角，看到国家的形成、经济的重塑以及乌克兰人生存状况的变化和公民权的重新配置。

《变老与生命历程的数码化》书评

● 沈高明①

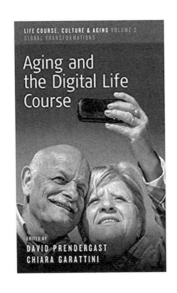

Prendergast, David and Chiara Garattini, eds. 2017. Aging and the digital life course. Vol. 3. Berghahn Books.

2015 年 7 月，美国博格翰出版社推出了《变老与生命历程的数码化》（*Aging and the Digital Life Course*）一书，旨在对于前沿科学技术在老龄化时代如何影响并改变老年人的生活进行探讨与思考。该书的主编是大卫·普伦德加斯特（David Prendergast）与基娅拉·加拉蒂尼（Chiara Garattini），二人

---

① 沈高明，复旦大学人类学民族学研究所硕士生。

均是供职于英特尔公司研究部门的人类学家，而写作团队的其他部分成员则都与英特尔在老人福祉科技（gerontechnology）领域有过合作研究。

随着 21 世纪科学技术的发展，诸如云计算、网络 2.0、在线社交、智能手机、移动互联网、大数据等的兴起，不仅改变了年轻人的生活理念与生活方式，也悄无声息地影响了老年群体，便利了他们的生活，改变了他们原先的惯习。在目前对于信息技术的研究中，往往聚焦于青年群体如何使用信息技术而改变生活，鲜有对于老年群体的研究。而在老年群体养老相关的研究中，也鲜见以信息技术如何改变养老为主题的研究。因此，本书可以被视为相关领域中一个新的突破，通过审视信息技术如何融入老年群体的生活、如何改变老年群体的生活，甚至如何影响老年群体对于养老模式的选择，而从一定角度回应了社会上某些对于老年人是否需要信息技术的质疑。

以主编大卫·普伦德加斯特与基娅拉·加拉蒂尼为首的人类学家，将视角投向欧美地区以及日本的老年群体。在研究过程中，采用半结构访谈、生命故事、焦点小组、田野调查等研究方法，在规避信息技术与社会分离的二分法及"技术决定论"的基础上，力图还原科学技术如何在社会互动中使得老年群体的生活发生改变的场景，并了解与这一空前变革密切相关的各群体的认识，为今后信息技术更好地帮助老年群体而提供建议。而从老年群体的视角出发，对信息技术如何影响与改变老年群体的生活进行研究，这一做法与以往的单纯从制定者与设计者的角度出发的做法大相径庭，却又更具植根性。可以使得关注老年群体研究的社会各界知晓老年群体的真实认识，得到与社会想象完全不同的来自老年人的鲜活话语和经验。

全书共由三部分组成，第一部分以社会关系、社会网络及社会互动为主题。第一部分的前三章主要探讨当老年人面对信息技术和社交媒体时，如何学习与使用这些新技术以丰富个人生活、加强与外界联系、降低孤独感。同时，也否定了某些认为老年群体怠于接受新技术的论调。而第一部分的最后一章，则关注机器人作为帮手与替代品是如何给老人提供帮助与照护的，并认为不能简单地用"技术决定论"来概括这一过程，而是应当从更为多元的角度出发，对机器人与老人如何发生互动进行更深的理解。

第二部分则以健康为主题，共有五章。其前三章关注某些电子产品与手机应用如何帮助老年群体及时了解自身健康状况、进行慢性疾病的自我管理，了解老年群体对此的真实想法与实际态度。以及在设计这些产品之时，如何满足老年群体需求，如何与老年人共同设计产品。而在最后两章，则聚焦于远程医疗与远程照护，探讨在具体实施过程中所存在的各类缺陷与不足，认为现行的远程医疗与远程照护并没有做到物尽其用，为老年群体带来更多的帮助。此外，在远程设备的安装与远程照护的实施过程中，往往会忽略老年人的认识与感受，效果适得其反。

而第三部分则关注步入老年时期后，新技术是如何重塑与管理此阶段的。第三部分共有四章，第一章以护理者社区为主题，探讨护理者社区在护理过程中所起到的作用与帮助；第二章则把目光落在日本退休群体在海外的退休生活，讨论网络社区之于这些日本老人的意义。通常，这些日本老人会通过网络社区以形成新的身份认同，并通过网络与国内亲友保持联络。第三章聚焦于电子游戏如何吸引老人——老人通过电子游戏而被重新激发活力——否认了老年群体是电子游戏的排斥人群，认为老年群体也往往有着较强的好胜心，希望可以通过电子游戏来证明自己。而在最后一章探讨的则是，在我们身后，包括电子档案、各类社交网站信息、电子邮件等在内的各类信息应该如何确定所有权与传承，这也是我们目前往往会忽略的。

虽然本书可以说是老年研究领域的创新之作，但在研究对象与研究方法上仍有待商榷之处。在国内各类智能化养老公司大行其道的今天，有关人士仍有必要充分消化本书，结合国外经验，研发与探索出符合我国国情的智能养老产品。

适老科技：前沿与实践

复旦大学 2020 年"适老科技与社会发展"研究生暑期学校记录

复旦大学 2020 年"适老科技与社会发展"研究生暑期学校记录

　　复旦大学社政学院于 2020 年 8 月 15 日至 8 月 23 日成功举办以"适老科技与社会发展：多学科的视角"为主题的研究生暑期学校。来自医学人类学、社会学、老年学、社会工作、社会政策、人口学、信息科学理论以及医学人文等领域的专家组成跨界、跨学科的授课团队，与学员分享来自田野体验、实证发现和应用实践的洞见，同时通过专题讲座、课堂讨论和课后问题思考相结合的方式，将理论探索和人文关怀落实到不同地方语境下的医疗科学技术实践中，力图在地方语境下构建科技应用、政策服务和社会创新的模式。

　　经过严格遴选，在 308 位报名者中录取了 105 名学员。学员来自社会各界，具有多样性。除了来自海内外的研究生和本科生之外，还有来自社会工作、养老服务、养老产品设计等不同行业的专业人员。2020 年的暑期学校在秉承 2019 年多学科和跨界多元的特色的基础上，为应对疫情对教学内容和教学策略做了较大的调整。课程负责人潘天舒和同事陈虹霖等努力将疫情造成的困难充分转化为课程讲授技术手段的变通和创新，力图为未来暑校形式的多样化积累经验。本次暑校采用线上授课，在很大程度上突破了人数和场地的制约。授课教师人数也比前两年翻了一倍，年龄层次从 50 后到 95 后，既有识途老马，又有初生牛犊。原计划用于田野考察和机构访问的时段全部用作上课时间（包括：两个周末共四个半天以及五个工作日的夜晚），由此带来了更多的线上"跨界"互动机会。

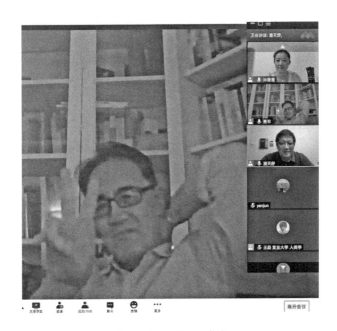

图 1　暑期课程云讲座

2020 年暑期课程简介

在 2018 年和 2019 年课程内容多学科和跨界多元特色的基础上，本年度复旦研究生院暑期学校将聚焦"社会科技"（social technology）和老年照护实践，通过借鉴田野民族志的洞见，以自下而上的路径，积极收集大量信息，了解老年人的需求、生活状况以及他们的文化历史背景，从而指导技术创新，并以伦理和人文标准衡量技术创新，与老年人的社会和文化系统相联结，使技术成为复杂的、动态的社会服务系统的有机组成部分，为增进社会凝聚力和社会融合做出贡献。

课程内容涵盖全球化和地方转型语境下所呈现的核心议题，如：科技与普通老年人日常生活实践和社会发展的关系、适老科技产品和科技理念在老年服务以及照护实践中的前沿应用、积极老龄化与社会创新、适老科技与人文价值、社会福利中的信息技术战略、突发公共卫生事件与老龄社区护理服务维持机制、网络社区和网络咨询的问题和前景、田野研究方法与策略等等，力图描绘出充分体现当代医学人类学和相关学科公共性、前瞻性和植根性的路线图。

自 2017 年 3 月起，复旦大学与清华大学、哈佛大学等海内外高校的人类学教师研究团队及江苏产业技术研究院以多种方式，开展以适老科技和社会发展为核心议题的跨学科研究，为本年度的暑期学校提供了坚实的学术支持。受疫情影响，今年暑校的授课将尝试用线上教学模式为修课学生提供与教学研究人员、社区工作者、养老机构负责人、工程师和作家等不同领域的专家进行网上交流互动的机会。

课程详情回顾

8 月 15 日上午 9 时，复旦大学社会发展与公共政策学院院长刘欣教授做了暑校开幕式致辞。他为学员们介绍了学院的社会科学多学科设置的特色，以及社会学、人类学和相关专业在近年来取得的成就，并积极鼓励跨学科教学交流的持续尝试，同时热忱欢迎社会各界学员们参与本次暑期学校。在具体课程方面，来自合工大的安宁教授关注认知障碍老年人在各种环境下行动的场景和装置，例如从上海市智慧养老应用场景需求清单出发，谈论如何以场景应用为导向、以老人需求为中心来定义智慧养老应用场景，引导社会各界和企业提供新的创意、积极开发解决方案。复旦社工系的陈虹霖教授以"需求出发的养老服务与科技创新"为题，通过"人什么时候开始老？失能老人是否还能做贡献？高龄老人是否可以享受生活？越老社会越富裕？"这四个问题出发，启发学员思考当代逐步进入老龄化的社会中老人真实的需求，并探讨从需求出发如何提供更优质的养老服务。

8 月 16 日上午，复旦人口所王桂新教授以"老年人的移动与移动科技"为主题，将抽象的人口学和老年学概念、数据与具体实例相结合，从我国人口老龄化与老龄社会现状、特点及挑战，老年人口寿命与生活自理能力，老年人口移动原因，现存问题及对策，老年人口移动科技具体案例等方面对老年人的移动与移动科技进行了全面介绍。他指出对于老年群体来说，健康良好的生活环境是极为重要的，这意味着使老年人在增加寿命的同时能够健康、有尊严地活着直至生命结束。

8 月 16 日下午，复旦社会学系胡安宁教授开展了以"从孝道到孝行：双元孝道模式视角下子女对父母的多样化支持研究"为主题的演讲。胡安宁教授讲了社会转型和老龄化变迁如何带来人们对于孝道的多角度理解，并提出权威性孝道和相互性孝道两个维度，前者强调父母与子女之间的辈分关系以及子女对父母意愿的遵从，而后者以亲子之间自然产生的情感为基础，子女因为这种情感基础的存在而自发地表现出对父母的关心和支持。他认为权威关系和子女角色义务的权威性孝道更能促进子女对父母的经济支持，而强调亲情、代际对等地位的相互性孝道则显著促进子女对父母的情感支持。与之对比，孝道的这两个基本维度都无法显著提升子女对父母的劳动力支持。另外，胡安宁教授以实证研究为例还介绍了我国祖先崇拜与养老之间的关系。他指出在家庭层面上祖先崇拜的习俗和信仰与老年人获得家庭经济支持有关，当代中国的代际关系仍然与祖先崇拜的规范有关。

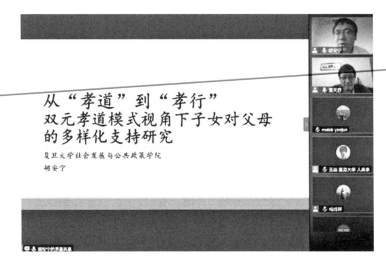

图2　胡安宁教授发言展示

8月17日晚清华大学景军教授和中央财大孙薇薇副教授以"中国农村养老与老年心理干预"为主题展开了演讲。景军教授指出，老年学既有人文社会构成又有生物医学构成，多学科交叉是老年学的标志，他从经济学、政治学、社会学及人类学的维度进行了阐述。对老年社会群体的研究，需要克服将剥夺视为合理的伪意识，避免"问题躯体化""问题医学化""问题家庭化""问题正常化"和"正常的非正常"。之后，孙薇薇副教授以"守门人计划"为具体案例介绍了我国农村养老与老年心理干预的行动研究。"守门人计划"是一项挖掘老年人内部互惠互助精神、利用社会动员手段将老年人的精神问题纳入农村社区的建设进程的项目，通过培养社区守门人，对老年人心理健康状态进行干预，并且在干预过程中用社会动员手段将老年人的精神健康问题纳入农村社区建设议程。从最终结果来看，主动干预有助于缓解老年人的心理健康问题。

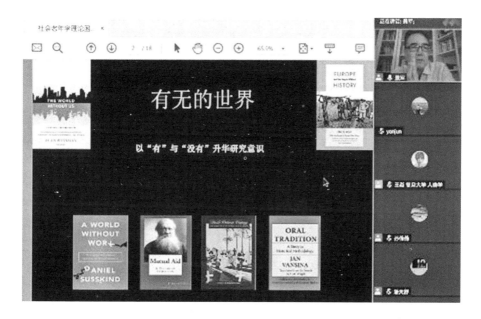

图 3　景军教授发言

8 月 18 日晚，赵德余教授以 "社会化养老服务模式的行动者网络分析" 为主题开展了演讲。他对行动者网络分析方法进行了系统介绍，并对这种方法在养老服务中的具体应用进行了细致分析。在行动者网络分析养老服务的具体应用中，赵德余教授指出，养老作为一种社会化行动，必然涉及许多行为个体，这些个体组成基于养老服务的行动者网络。其中，制度主义分析方法是网络行为关系分析维度和深度的拓展，而系统动力学方法建构起了网络行为关系的因果逻辑或因果循环反馈机制，人类学和基于定量数据采集的统计技术则可用于网络行为关系的定性和定量检验。

8月19日晚，系龄人团队开展了以"从老有所养到老有优养：多样化的养老模式"为主题的演讲。系龄人团队是由国内外知名高校校友和行业人士组成的国际老龄产业研究平台，提供国际化的实践案例、学科化的思维方式及智库型的创新实践。系龄人团队的辛彤老师基于对养老服务的需求端、政策端和产业端的分析，指出养老市场的发展需要深挖需求，由粗放式发展过渡为精准服务投放，从"老有所养"到"老有优养"。复星康养运营高级经理方菲老师对中国养老机构是如何满足养老需求这一问题进行了详细讲解，从政府包办、民间资本介入、资本市场产品介入到产品多元化等多个视角对美国养老产业的发展历程进行梳理，并对美国主流的老年住宅类型进行了详细介绍。之后回到中国的养老议题，基于对2018年中国养老院行业现状的分析，方菲老师对中国城镇高端养老住宅市场规模进行评估，指出目前中国养老地产头部企业市场集中度低，呈现出保险、地产、投资集团三足鼎立的特征。山东大学齐鲁医学院姚能亮教授以一场互动性较强的微信扫码测试拉开了课程序幕，引出了居家医学、居家医疗等理念，从老人居家医疗的典型模式、支付方式、提供者等角度分析美国、日本、法国和中国的养老现状，也分享了无线心电监测、手持超声、血气检测机、智能药盒等智能医疗器械，展示了养老服务产品的诸多成果。

8月20日晚，复旦社会学系俞志元副教授以"设计思维和社会创新"为主题展开了演讲。她认为由于巨大的社会需求和社会挑战，如流动人口、就业和经济增长、贫困和社会隔离、老龄问题、环境问题等，需要进行社会创新来为另辟蹊径解决各种社会问题，达到更有效、可持续的社会结果，并创造更大的社会价值。其价值和意义在于实现社会目标、推动社会健康和谐发展。随后，俞志元副教授以利用"可口可乐"的销售渠道将药品送到穷人手里等为例，阐述了社会创新的六大要素。她指出，社会创新要致力于根治社会问题，而非施舍与怜悯，不断追求可持续发展的解决方案。

　　8 月 21 日晚，在以"社会科技最佳实践助力老年服务系统创新"为主题的圆桌讨论中，南京普斯康健养老服务中心理事长张肖敏首先向学员介绍南京市普斯康健中心推广的社区嵌入式医养康养模式。作为养老领域专家，她力图将普斯康健打造为具有"南京经验"的优秀社区养老机构，该中心以"社区居家目标养老"和"医养结合"为发展方向，这种"互联网+"模式的养老服务体系完美体现了主题中描述的社会科技内涵。华山医院老年病科黄延焱副主任为学员介绍了认知障碍相关领域的研究，从开发老年认知症地图系统这一科技创新，到为认知症者和照护者就近前往诊疗机构就诊等完成最佳实践，介绍了上海老年认知症的探索经验。上海金福居敬老院许永春院长通过金福居敬老院对认知症长者的照护实践，跟大家分享了养老院通过改善环境设置从而缓解认知症长者抑郁、躁狂症的经验，并为学员们介绍了正在从理论走向现实的"园艺疗法"。江西省红十字会备灾救灾中心田丽春主任展示了目前江西省养老服务的工作内容、发展现状和未来构想。自 2006 年以来，江西省形成了"三社联合、三位一体、老年介护+志愿服务"的模式，具有技能培训标准化、志愿服务常态化、宣传普及广泛化、能力评估社会化、扶老救助项目化等特色，研究思维与服务开展并举。最后，南京社会医疗机构芮国兴副会长介绍了哈佛全球老年社会科技研究创新中心这一最佳实践遴选地，以及苏哈适老产业创新孵化平台，推广符合适老化、人性化、多样化、市场化的社会创新科技以助力养老服务最佳实践。

　　8 月 22 日上午，在以"医学人文视角下的日常照护实践"为主题的圆桌讨论中，上海精卫中心的姚灏医生作为《照护》一书的译者，重点讲述了此书的内容及其表达的精神内涵。作为一名具有人文情怀的医生，他回到当前国内的医疗体系，指出其中存在的伤医行为增加、医患关系紧张等问题，并对问题源流进行了剖析。知名作家于是介绍了诸多以伤痛、衰老、遗忘、认知症为主题的文学作品，同时联系自己写作《查无此人》这一作品的经历进行分享。姚灏指出：小说的创作是从田野回到扶手椅，从外部观察到内部的过程。陈宏图教授对研究主题的选择与取舍进行了阐释，同时指出，研究人员不应成为一个冷漠无情的专家，而是应当积极地参加实践互动，去认识、去共情，从而成为追求社会理解所不可或缺的部分。

8月22日下午，任远教授以"老龄社会信息化和数字鸿沟"为题，从信息化时代的老龄化、数字包容以及智慧老龄社会的构建三个方面展开探讨。他指出，智慧老龄社会的构建需要技术创新，需要制度环境建设为此提供支持和保障，还需要通过发挥政府主导作用，激发市场驱动和社会建设，构筑新的智慧老龄化发展机遇，推动老龄化社会朝着更加平等和公正的方向发展，方能在未来的智慧老龄社会有助于所有老年人口福祉的提高。

8月22日晚，复旦大学人类学民族学研究所博士后沈燕和江苏社科院副研究员马岚带来了以"文化人类学视角中的机构养老日常实践"为主题的分享。沈燕以上海郊区一养老院为研究对象，从技术与人的尊严之间的张力出发，重点探讨了养老院中老年人的身体问题。沈燕认为，养老院中对老人身体一系列规范的量化标准，使得老人的身体被剔除了身份等附加值并被分类处置。而马岚以江苏两所养老机构为例，谈论了"家"和"非家"两种力量的影响在养老院具体运作中所体现出来的双重属性。她认为养老院这个"家"不同于原来的"家"，带有强烈的现代性色彩；同时，与原来的"家"

相关联的"爱""孝"等概念也会从私人领域进入到社会的范畴，以改造后的方式继续存在——越是产业化程度高的地方，它们越能够按照"家"的模式来运营。

8 月 23 日上午，杨炜晔和赵雅卓两位研究生在复旦大学人类学教授潘天舒的指导下，分别在上海和兰州两地完成了"既有多层住宅加装电梯"的田野调查。在暑期课程的最后一天，他们作为嘉宾分享了这一田野经历。杨炜晔讲述了自己在上海杨浦区东北 Y 街道的田野调查。通过调查，杨炜晔认为现有的关于多层住宅加装电梯的研究大多从技术或经济等视角介入讨论，但是他通过田野发现，成功加装电梯牵涉政府的政策支持、小区的策略带头人、小区的改造条件、出资比例、合适的加装电梯企业以及本土的社会组织等因素，是一个复杂的系统，而不仅仅是技术或者经济问题。赵雅卓讲述了在兰州的某事业单位小区（电梯加装进入尾声）、某高校小区（正在施工建设）和某国企单位小区（项目正在申请）的田野调查，她认为相比于杨炜晔在上海田野点的调查结果，她所选择的兰州田野点的电梯加装具有特殊性，即在涉及依赖国家、单位获得再分配资源的社区中，单位的职能、单位制的精英等会利用其组织中的特性来影响电梯安装过程。

复旦大学文科科研处处长顾东辉教授在闭幕式上进行了发言，他肯定了暑期学校取得的教学效果，认为此次暑期学校展现了人类学的魅力，融合了多个学科，让不同背景的学生和老师一起讨论，是对养老和科技问题的进一步探索。他期待每一位参与者都可以在以后的学习和工作的过程中，持续关注老年和科技问题，进一步做出更多的交流。

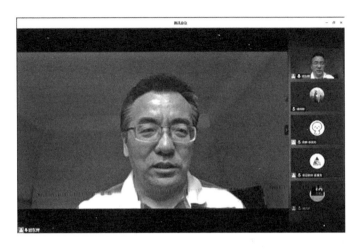

图 4　顾东辉教授于闭幕式发言

2020 年暑校学员感悟

学员 1：

非常有幸能参加此次暑校。聆听了很多来自不同研究领域，但是都同样心系老龄化问题的老师的课程，同时也看到了来自不同学科领域的同学们对于不同问题的见解，受益匪浅。作为一名护理系的本科学生，我已经系统学习过有关老年疾病的知识和护理技能。在做志愿活动和见习的过程中了解过一些老人看病、住院、社区生活、养老院生活的情况。在科技创新比赛中，我带领小组设计过一款老年人自我健康管理小程序。原本我以为我对于老年照护或者解决老人日常生活的问题是认识比较全面的，但是听了暑期课程，我发现自己原本的视角仍有局限。

从护理的角度来说，我们往往是针对老人的身体情况提出各级护理诊断，也会评估老人的居家环境、社区环境等给出健康指导，在护理过程中尽量给予患者人文关怀。因为疫情影响，我从 8 月 31 日开始才到医院进行科室轮转。在我有限的临床经验中，大医院的医疗护理服务确实比较受限于医院的环境，虽然我们强调进行出院指导和健康教育，要求定期体检、复查、回访等，但是整个工作重心基本是在院内。当然，大医院外还有社区卫生服务中心等基层医疗机构提供诊疗护理服务，并按照国家要求的疾病规范管理要求（主要是慢性病、精神病）进行健康档案管理和健康干预，但是这些建档过程的很多地方是不规范的，很多老年人在完成健康管理目标时存在诸多困难。这次看到老师们介绍的社区养老、居家养老中医疗服务的创新模式，物联网技术、传感技术和各类适老科技对老年健康生活的助力，以及其他学科领域对老龄化问题的关注、研究调查和实践干预，我看到了以前没有关注到的推动健康老龄化社会发展的力量。

　　现在回想一下，过去我们进行 PBL 案例讨论时提出的一些护理方案或者说措施建议还是过于简单了。比如对于上下楼非常困难的慢阻肺患者、心衰患者等，我们提议安装一个外挂电梯或楼梯助行器就好了，但没有想过安装的申请、费用、维护等问题；对于在吃饭、移动时需要辅具的老人，我们会提议教会老人使用某种辅具就好了，但是对于老人实际去选择购买、获取使用的过程和困难缺少关注和了解；对于戒烟戒酒困难以及因疾病自卑不愿出门活动的患者，我们可以提出十条办法来帮助他们，但在确保具体实施和监督上感到力不从心，成瘾问题和性格问题我想还需要通过药物办法、科技办法和专业心理干预者来提供帮助。在日后的临床工作实践中，我意识到"身体-家庭-社会"三维度的医疗护理模式在实现的过程中，需要我们更多地置身于具体场景中细致考量，同时与更多服务于老年群体的社会力量合作，在医疗护理资源、居住环境、移动工具、社会活动等层面为老人提供有利的条件支持。

另外，在医学人文和老人需求方面，我也有了一些新的认识。虽然我们提倡鼓励老人自立自理，以延缓身体功能退化，但是我们难免从旁观者的角度考虑老人的需求，特别是一些新兴科技出现后，我们将其给到老人以达到"注视"他们一举一动的目的，但是老人不是不知事的孩子，他们的意愿、隐私需要得到尊重和保护。现代的信息网络越来越发达，各种高端养老公寓也纷纷出现，在生活更加便利化、选择更加多样化的同时，我们还是要警惕只选择便利。机器、网络不能代替人，物质不能代替情感，这是我们应该铭记的事情。

学员2：

这些天的课程，从场景、需求与适老科技的实际问题出发，再推进到孝道与祖先崇拜、行动者网络分析、设计思维与创新等理论高度的探讨；如果说前面的讨论是"后台的演练"，那么第一次圆桌讨论中南京普斯康健养老服务中心、华山医院老年病科的黄医生、上海金福居敬老院和江西红十字会的养老服务工作则给我们带来了"前台的实践和经验"。这些先驱者，已经在实践之中摸索并践行他们的养老理念，上海认知障碍地图、有尊严的老年照护、欠发达地区的养老服务和以互联网平台为媒介的连锁养老服务中心向我们展示了他们的成功经验；之后，在系龄人团队和第二次圆桌讨论中，不仅有医学、文学和信息科技等多学科的参与，也有教授、作家、养老产业一线工作者等不同行业从业者的参与，这种交叉的学科视角和多元的分享，使我们获得了更多跨学科的视野。沈燕关于上海市D养老院中老人的生动案例和杨同学、赵同学关于"悬空老人"加装电梯问题的田野调查真正打动了我。一切的理论探索和实践经验，其最终目的还是回到"老年人"本身，是为了使他们真正获益。因此，倾听主体的声音，不应成为空喊的口号，而应成为一切养老研究的前提。

学员 3：

今年是我第二年参加复旦大学适老科技暑期课程。去年机构还没有创立，只是一个想法，复旦暑期课程破解了我懵懵懂懂的迷茫，给了我坚持下去的勇气和力量，也让我收获了珍贵的友谊和专业的思维视角。今年虽然是远程学习，但也没有挡住我们认识新朋友，接收新知识。同样再次被各位学者深厚的研究功底，特别是独特的思维视角所震撼。今年我的机构已经成功注册，随着发展我又遇到了作为机构决策者战略思考方面的瓶颈。我总结了一下，参加复旦大学适老科技暑期课程主要有三个方面的帮助：（1）恶补行业知识；（2）以需求为出发的服务场景的聚焦；（3）通过和专业思维视角的对话，让我快速做战略减法。

很多内心的疑惑和犹豫，被快刀斩乱麻般地进行了战略排序。再次深深感谢各位老师！希望明年继续有机会聆听各位老师的专业思考和研究。

学员 4：

我是 2012 级华中师范大学第一届中澳合作培养的社会工作本科生，后来于 2018 年底在墨尔本大学完成了发展研究专业的研究生课程。从 2014 年大三开始在澳洲边学习边参与社会工作领域的专业实习，后来也就职过墨尔本大学、澳大利亚政府、NGO、国内基层政府等诸多工作单位，常态化地参加公益实践也已经有八年的时间了。在拥抱了众多的可能性后，我选择了老年群体作为自己以后想要进行学术研究的群体，这是因为我过往经历中无数被触动的时刻。在澳大利亚的残障支持中心工作时，我遇到了退休后肢体残疾但独立生活、充满乐观的老人，意识到伴随着可靠的社会政策及适当的支持，残障老人也可以拥有独立、有尊严的生活；在北京的创城办工作时，我与超过250人、平均年龄超过55岁、以退休阿姨和叔叔为主的"北京市公共文明引导员大队"一起工作，意识到退休不等于无用，各行各业的退休群体都愿意在新岗位上创造更多的社会价值；在墨尔本大学协助更新社工教材时，我体会到无论何时都要尊重人的整体性与独特性，这点不会由于年龄的增长而消失，也不应该被忽视。老龄终将是正常状态下每个人的未来，这是值得去一生奋斗从而谋求福祉的事情（不单为老人，也为自己）。

今年1月回国后，我有幸遇到安宁老师，加深了对智慧养老及公共政策的理解，也因此有幸在年中进入复旦社政学院组织的课堂。遇到了这么多专业的奋斗在老年相关学术和实践前沿的老师和前辈们使我感到非常幸福。与此同时，我也发现有许许多多同龄人，大家来自不同的学科，都对适老科技和社会发展相关的课题如此感兴趣。在课上和课后的交流中可以明显感受到同学的热情。这让我振奋：同行者很多，且有老师与前辈们为我们传授这样好的交叉学科知识，我们未来是可以做到很多事的。微观实践也好，宏观结构也好，我们是可以发光发热去做到的。这个社会会对老龄人口更加友好，我们的社会会变得越来越好。

我的理想是在成为一名有温度的学者，为推动我国更公平、人文的社会化养老制度持续做出贡献。感谢复旦的暑期课程，让我更加坚定了自己的理想和信念。希望以后也能多多地参加复旦举行的老年相关活动，线上或线下都好。无论身在何处，都能与复旦常联系，常相伴。

　　很荣幸有机会在本次暑校能和许多社会科学领域的老师进行交流，虽然因为疫情原因没法线下和老师面对面，但在云端也度过了充实九天学习时光，可以自由地和老师交流，认识来自不同学科的优秀同学，进一步加深我对中国人口老龄化的认识以及对社会的思考。

　　学员 5：

　　我是一名下半年就四年级的复旦临床医学生。平时繁忙的学业让我根本无暇去思考老年人面临的这些问题，只是去想哪些疾病在老年人中高发，这些疾病是什么。大一的时候潘天舒老师带过我们医学人文导论课的人类学部分，当时我其实并不是很懂什么是人类学，什么是田野研究，只是有个模糊的印象。对我而言，这次暑校让我对人类学有了更加深刻的认识，这些具体的例子也使我对田野有了直观的感受，比如养老院、加装电梯的研究都让我印象深刻。

　　这次课程让我从繁重的临床学习中走出来看看世界，有机会聆听学者的对话，给了我心灵栖息的场所。对于同一问题来自不同学科的思考也让我觉得十分有趣。我又有一种回到了一年级的时候在复旦的感觉，就好像做梦一样。恰巧我又刚从湖北省神农架林区旅游回来，因为环境舒适，"养老＋房地产"模式吸引了大量的省内老年人在那里定居，那里采取书院模式，公社会定期给老年人开设一些课程、展开一些活动。同时我的七十岁的外婆也从广东回到湖北，住在我的家，此前她在广东照顾我的小学的表妹。身边与养老相关的事情可以在课程中找到影子，总是能引起我的反思。